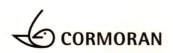

ÜBER DAS BUCH

Sex ist nicht das einzige im Leben – Sex kann aber zur Quelle der Lust und Selbsterkenntnis werden.

Der amerikanische Arzt Alex Comfort, der mit *Joy of Sex* die Sexualerziehung erneuerte, will mit diesem zweiten Buch mehr als nur eine Anleitung zur Liebe geben: »Wir müssen lernen, daß kein sexuelles Erlebnis abartig oder schlecht ist, es sei denn, es wäre asozial.« Frei und rückhaltlos spricht Comfort über die Sprache des Körpers, die männliche und die weibliche Rolle, über Hilfsmittel und spezielle Bedürfnisse.

DER HERAUSGEBER

Dr. med. Alex Comfort ist weltweit anerkannter Sexualforscher. Mehr und mehr greifen auch Ärzte, die wegen sexueller Störungen befragt werden, zu seinen Ratgebern. Comfort lebt in Kalifornien und unterrichtet an einer medizinischen Fachhochschule.

Dieses Buch wurde erstmals vor der Entdeckung des *Acquired Immune Deficiency Syndrome* – AIDS – und anderer Krankheiten veröffentlicht, die durch Sexualverkehr übertragen werden können. Ratschläge und Informationen, die dieses Buch bietet, sollten im Licht unserer derzeitigen Erkenntnisse über Gesundheitsrisiken gesehen werden. Dem Leser wird daher empfohlen, sich über derartige Risiken von einem Arzt oder medizinisch Fachkundigen aufklären zu lassen.

Alex Comfort (Hrsg.)

More Joy of Sex

Die Fortsetzung des Klassikers

Mit Illustrationen von
Charles Raymond
und Christopher Foss

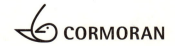

© 2001 Cormoran Verlag, München
in der Econ Ullstein List Verlag
GmbH & Co. KG, München

© 1973, 1974 by Mitchell Beazley
Publishers Ltd., London
Titel der englischen Originalausgabe:
More Joy – A Lovemaking
Companion to The Joy of Sex
Aus dem Englischen von Wilhelm
Thaler

Alle Rechte vorbehalten. Nachdruck
– auch auszugsweise – nur mit
Genehmigung des Verlags.

Umschlaggestaltung: Till Eiden
unter Verwendung eines Fotos von
Photonica, Hamburg (Barnaby Hall)
Gesamtherstellung: Ebner Ulm
Printed in Germany

ISBN 3-517-09143-X

Inhalt

Vorwort	9	Jungen	120
		Leistung	121
Über fortschrittliche Liebes-		Nein sagen	124
betätigung hinaus	11	Oraler Sex	125
		Seine und ihre Rolle	130
Die Sprache des Körpers	17	Sicherheit	135
		Unsauberkeit	136
Babys	17	Vaginaler Orgasmus	137
Batakas	22	Zeit genug	143
Bilder	22		
Feindseligkeit	24		
Haut	28	*Paare und andere*	147
Heiße Bäder	33		
Körperbild	35	Dreiergruppen	147
Körpersprache	37	Ehe	151
Massage	41	Ernsthaftigkeit	160
Masturbation und Lernen	48	Gemeinsamkeit	160
Muskeln	51	Liebe	169
Ringen	59	Othello und dergleichen	169
Seelenkraft	61	Sandstone	174
Sprache des Herzens	63	Swingen	187
Stellungen	64	Unruhestifter	194
Technik	78	Verbindung, Erholung	195
Zuschauen	84		
Seine und ihre Rolle	88	*Hilfsmittel*	199
Aggression	88	Ärzte	199
Das schwächere Geschlecht	96	Biofeedback	200
Egoismus	101	Bücher	202
Eindringen	103	Encounter-Gruppen	203
Erektion	105	Ersatzpartner	206
Erschöpfung	106	Meditation	208
Gleichzeitiger Orgasmus	108	Psychoanalyse	210
Größe	109	Psychotherapie	214
Homo- und Heterosexualität	112	Sextherapie	216

Übungen	220	Invalidität	238
Verhaltenstherapie	226	Masochismus	243
		Prostata	246
		Schwangerschaft	247
Spezielle Bedürfnisse	231	Übergewicht	248
		Vaginismus	249
Alkohol	231		
Alter	232		
Depression	235		
Herzanfälle	237	*Register*	251

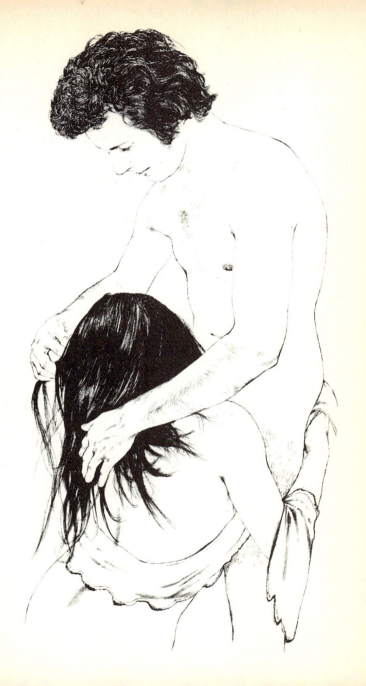

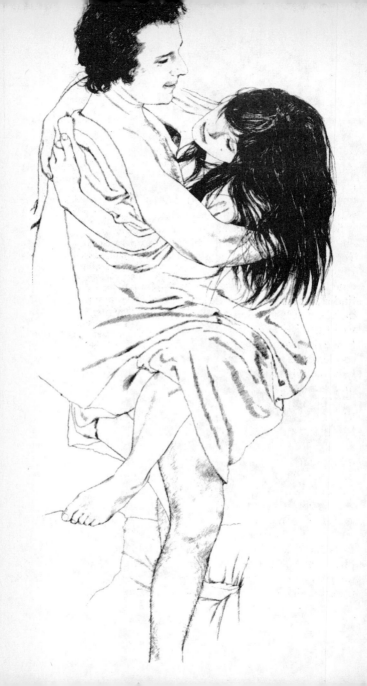

Vorwort

Joy of Sex, der Vorläufer dieses Buches, hat in einem Jahr den Stil der Sexualerziehung verändert. Er vermittelte den Lesern nicht nur neues Wissen, sondern er brachte auch in den »Salon« unserer Vorfahren eine gesunde Diskussion über Sexualität. Es war das erste ausdrücklich sexuelle Buch für den Kaffeetisch.

Sein Nachfolger beschäftigt sich nur mit dem, was *Joy of Sex* ausgelassen hat – nicht mit weiteren oder kunstvolleren Techniken (davon gibt es nicht viele), sondern mit den beiden Elementen Entwicklung und Beziehung. Entwicklung spielt eine Rolle, weil die meisten Menschen mehr Freude an Sex finden, ebenso wie an Beethoven, je mehr Verständnis und daraus resultierenden Gewinn er ihnen verschafft. Was noch wichtiger ist, »besonderer« oder Gourmet-Sex ist nicht eine Frage des Erfindungsgeistes – obgleich das Spaß machen kann –, sondern der außerordentlichen Kraft dieser Art von Sinnlichkeit, die uns als Bürger einer ehemals puritanischen Kultur zu unserem Besten verändert.

Was nun die Beziehung anlangt, befinden sich selbst Menschen, die in sexuellen Dingen nicht mehr der Konvention verhaftet sind, in einer tiefen Verwirrung, welche Erwartungen sie in Liebe und Ehe setzen sollen. Viel von der Furcht, welche die Entdeckung der Sinnlichkeit zu begleiten pflegte, hat sich auf die Neu-Überprüfung der Treue mit religiös-sozialen Dogmen, persönlichen Ansichten, Vorstellungsbedürfnissen und den zutiefst besitzerischen gegenseitigen Einstellungen verlagert, die beiden Ehepartnern von Theologen, Mitmenschen, Anwälten und den herrschenden Sitten zur Pflicht gemacht wird. Die Botschaft der Autoren ist genau die gleiche wie bei den physischen Aspekten der Sexualität – daß es nichts gibt und auch niemals gab, wovor man sich zu fürchten braucht, und daß wir unseren eigenen Unsinn selbst produzieren.

Diese Fragen der Treue können aber persönlich und sozial viel beunruhigender sein als die Ängste im Zusammenhang mit physischem Vergnügen. Es ist möglich, wenn auch nicht ganz leicht, außergewöhnliche sexuelle Befriedigung auf körperlicher Ebene zu erleben, ohne deshalb die für unsere individuelle Persönlichkeit erforderliche Abwehr einzusetzen. Doch das ist etwa so, als wollte man ein Fahrrad nur für Bewegung an Ort und Stelle verwenden. Mit den Rädern auf dem Boden geht es weiter. Ich habe den Verdacht, daß das, was die Autoren hier über Partnerbeziehungen und Nichtbesitzen sagen – Probleme, die alle Paare weitgehend beschäftigen, auch wenn sie nicht ausdrücklich darüber diskutieren –, genau das ist, was die repektable Mittelstandsmoral in zehn Jahren gutheißen wird.

Das ist also der zweite Teil – wenn der erste Teil sich mit Klettern befaßte, handelt dieser vom Bergsteigen. Die Autoren haben auch einen Konsumentenführer für einige der anderen Hilfsmittel mitgegeben, welche die moderne Erfahrung für die Behandlung von Problemen bietet, die man durch Lesen nicht in den Griff bekommt. Darüber hinaus handelte man selbständig, oder vielmehr miteinander – denn der Hauptzweck dieses Buches besteht, wie bei *Joy of Sex,* darin, es zu lesen, wie die Autoren es schrieben, als diskutierendes Paar.

Über fortschrittliche Liebesbetätigung hinaus

In *Joy of Sex* beschrieben wir, wie man mit der physischen Seite der Sexualbeziehung fertig wird. Das ist, genauso wie Kochen, etwas, das man lernen, verbessern und durch Lernen würdigen kann, und da wir diesbezüglich mehr Zivilisationsängste haben als in bezug auf das Kochen, können Bücher helfen, unsere eigene Erfahrung zu bestärken und uns zu beruhigen.

Andererseits gehören zu jeder Form von Sex, Masturbation ausgenommen, mindestens zwei Menschen. Sex spielt sich nicht zufällig oder in einem Vakuum ab und hat daher mit Beziehung zu tun: Um guten Sex zu erleben, muß er eine Beziehung beinhalten, ob diese Beziehung nun in einer lebenslangen Partnerschaft oder einer gelegentlichen, raschen Umarmung zwischen Freunden besteht. Außerdem sind alle menschlichen Beziehungen sexuell, auch wenn sie nicht so wirken und die Genitalien nicht beteiligt sind. Wir sind das einzige Säugetier, das, wahrscheinlich aus Gründen, die mit unserer Familienstruktur zusammenhängen, das ursprüngliche Sexualverhalten als Unterlage für fast all unsere sozialen Betätigungen verwendet hat. Manche Affen verwenden Dominanz; wir verwenden sie auch, aber wir sexualisieren sie.

Demnach gehört Gemeinsamkeit zu jedem Sexualverhalten, und meist beinhaltet Gemeinsamkeit irgendwo Sexualität, insbesondere wo es sich um Gefühle handelt, die unsere Identität, Annehmbarkeit und dergleichen betreffen. Es stimmt nicht, daß Sex das einzige im Leben ist, wohl aber stimmt es, daß das Klarwerden über unsere sexuelle Identität oft die wichtigste Methode ist, um uns über uns selbst klarzuwerden, und daß physischer Sex und die dazugehörenden Beziehungen die wirkungsvollste Quelle der Selbsterkenntnis sein können, wenn wir die Mühe dafür auf uns nehmen. Die Hälfte der Freude, die ein Paar aus gutem Sex gewinnt, liegt in ihrer gegenseitigen Achtung und Anerkennung und darin, daß sie aktiv Mann und

Frau sind, in einem Kontext, wo es nicht viel Kopfzerbrechen darüber gibt, wer was ist. Wichtig ist auch herauszufinden, daß Phantasieerlebnisse, die sie immer wünschten, gemeinsam ausgekostet werden können – und daß sie physisch und emotionell funktionieren. Man kann sich als Mensch in anderer Umgebung fühlen – man landet auf dem Mond, füllt einen Job aus, gewinnt ein Match oder malt ein Meisterwerk –, aber sexuelle Identität ist ein Erlebnis auf zwei Wegen. Wirkliche Liebende werden, wenn sie auf dieser Ebene die Freude genossen haben, sie weiterführen wollen; nicht indem sie neue Höhepunkte suchen oder alte wiederholen, um zu sehen, ob sie welche versäumt haben, sondern indem sie die anderen Beziehungsaspekte von Sex entwickeln. Auf dieser Ebene werden sie wissen, daß sexueller Austausch warme Identitäts- und Interessengefühle, komplizierte Dominanz- und Feind- schaftsgefühle und Spannungen zwischen dem Wunsch, einan- der zu besitzen und dem, nicht ganz besessen zu werden, beinhaltet. Sie werden sie eher verstehen und erleben, als von einem davon geängstigt zu werden.

In *Joy of Sex* hielten wir uns absichtlich von dem Beziehungs- aspekt fern. Wir nahmen an, daß Sie entweder ein Paar mit einer Beziehung waren, das regelmäßig sexuell verkehrte, oder daß Sie in einer anderen Beziehung zueinander standen, bei der Sie Liebesakte ausführten. Um das ausführlich zu behandeln und über Sexualität als Quelle persönlicher Entwicklung zu spre- chen, müssen wir auf einiges eingehen, was wir übergangen hatten.

Wahrscheinlich brauchte man nichts davon zu sagen, wenn wir in einer Kultur mit einem festen Modell lebten, das für sexuelle und soziale Rollen nicht viel Auswahl läßt. Wären Sie ein Prärieindianer, müßten Sie entweder ein Krieger mit unerhört hoher Ausdauer sein oder sich als Frau verkleiden, um zu zeigen, daß Sie nicht dazugehören wollen. In unserer Kultur können Männer alles mögliche sein, von Boxern und Soldaten (die als sehr männlich eingestuft werden), bis zu Tänzern und Köchen (die als schwul gelten, obwohl viele von ihnen ebenso heterosexuell sind wie irgendein anderer Mann). Manche

Menschen kümmern sich nicht um derart einfältige Klassifizierungen, andere doch. Die gleiche Art der Rollenfixierung wurde zur Diskriminierung der Frauen benutzt, die mit vollem Recht dagegen revoltieren.

Parallel zum Niedergang solchen Volksglaubens über sexuelle Identität sind Institutionen wie die monogame Einmal-Hochzeit als Norm im Aussterben begriffen.

Menschen probieren andere Modelle und haben tatsächlich, abgesehen von wirtschaftlichem Druck, immer größere Wahlmöglichkeiten. Diese werden noch weiter wachsen. Demnach wird man entweder halb bewußt einem der beschriebenen Beziehungsmodelle, wie etwa der Ehe, folgen oder versuchen, eigene Wege zu gehen, wobei man allerhand unklare Lernprozesse zu bewältigen hat. Vielleicht entschließt man sich letzten Endes für ein konventionell wirkendes Modell. Dieses Buch zielt, ohne über Psychiatrie oder ethische Philosophie zu sprechen, darauf ab, einiges von dem Wissen, das Sie brauchen, und einige von den Ideen, die Sie sich bei Ihrer Wahl überlegen sollten, zu vermitteln.

Außerdem sind die meisten praktischen Hemmungen im Sex eine Folge der Tatsache, daß Sie sich über Ihre sexuelle Identität und Ihre Bedürfnisse nicht im klaren sind. Da wir alle biologisch und sozial Männer, Frauen oder beides zugleich sind, hängen die meisten anderen praktischen Hemmungen – sogar die Tatsache, daß man im Geschäft immer benachteiligt wird oder durchdreht, wenn man alt zu werden glaubt – mit dem Gefühl sexueller Identität zusammen und können auf die gleiche Art angepackt werden. Es gibt zwei Arten sexueller Freude – einen vollen Orgasmus mit einem Menschen zu erleben, den man schätzt, und selbst eine totale Persönlichkeit zu sein. Da das Sexualerlebnis eine der wichtigsten Erfahrungen ist, die in unserer Kultur erhalten geblieben sind, ist es jedenfalls ein guter Ausgangspunkt, denn sein eingebauter Lohn sind Liebe und Orgasmus. Wir können das nicht für jeden bestimmen, aber wir können und werden einige der Dinge untersuchen, die damit in Zusammenhang stehen.

Dies ist nicht so sehr ein Buch über Sexualtechnik: es gäbe triftige Gründe für ein ausführliches Werk zur Beantwortung von Fragen darüber, wie man eigentlich einige der weniger bekannten Dinge bewältigen soll; das müßte jedoch zum Großteil ein Bildwerk sein. Wir befassen uns mehr mit physischen Eindrücken und dem Hintergrund, vor dem sie stehen.

Der erste Teil ist eine Abhandlung über Körpersprache. Massage, nonverbale Kommunikation, Berührung und dergleichen wurden zu einem von Kalifornien ausgehenden Kult, bei dem leitende Angestellte einander in Warmwasserbassins befingern, vom selben Sandwich abbeißen und sich ganz allgemein anheizen, um sich sexuellen Spielen hinzugeben, sobald der Leiter der Gruppe zu reden aufhört und nach Hause fährt. Wenn man bereits sexuell enthemmt ist, kann man dabei leicht Spaß haben und alles als Wollüstigkeit betrachten, ohne dabei offen Wollust zu treiben, wie die sprichwörtliche arme Katze. Andererseits unterschätzen sexuell enthemmte Menschen die massive Blockierung der meisten Menschen in unserer Kultur gegen Berührung, gegen körperliche Spontaneität und gegen den Ausdruck von Zuneigung. Das trifft vor allem zwischen Männern zu, aber fast genauso zwischen Mann und Frau, begründet durch unsere Zwangsvorstellung über sexuelles Bewältigen. Manche nicht gehemmte Menschen haben Blockierungen, die sie nicht erkennen. Oft sind sie fast ausschließlich mit den Genitalien beschäftigt – sie benutzen den Penis und die Vulva zur Liebesbetätigung, nicht aber die Haut – und haben Restkomplexe, die an unwahrscheinlichen Stellen auftauchen, bezüglich der Sauberkeit und Qualität tadellos sauberer Körper.

Angesichts der Größe dieser Komplexe können sich die Menschen nur helfen, indem sie ihre falsche Erziehung hinsichtlich Ungestörtheit, Absonderung, Nichtberührung und dergleichen überwinden. Vielleicht sind andere ängstlicher in bezug auf Sex als Sie, und Sie Ihrerseits könnten wahrscheinlich davon profitieren zu lernen, einander zu berühren, von Fremden beiderlei Geschlechts berührt zu werden und zu lernen, Ihre Haut und Ihre Muskeln für die Empfindungen zu verwenden, die sie hervorrufen können. Wir werden uns nicht mit Berühren, nonverbaler Kommunikation, Massage und dem übrigen als

Ideologie oder Kult befassen, sondern eher mit deren Verwendung als Teil der Erziehung von Liebespartnern.

Wir haben als Ergebnis unserer grundlegend falschen kulturellen Erziehung drei Komplexe abzulegen: wir müssen lernen, daß Menschen nicht gefährlich sind, daß der Körper nicht anstößig ist und daß kein lohnendes sexuelles Erlebnis anomal oder schlecht ist, es sei denn, es wäre antisozial. Manchmal ist eine physische Demonstration erforderlich, um das Kindesgemüt in unserem Inneren zu verändern, auch wenn wir wissen, daß diese Dinge richtig sind.

Die Sprache des Körpers

Babys

Der moderne Sex in seiner besten Form ist nicht auf Fortpflanzung ausgerichtet. Häufiger Kindersegen in einer Zeit wie der unseren zeugt von Verantwortungslosigkeit, außerdem kann sich ein der Erholung dienendes erotisches Leben nur entwikkeln, wenn man ungestört ist. Sexuelle Freiheit ist mit einem Lebensstil, in dem Kinder geboren werden, nicht vereinbar, und vieles, was in diesem Buch über sexuelle Gleichheit zu lesen ist, hängt vom Gebrauch der Pille ab. Andererseits diente die Sexualität ursprünglich der Fortpflanzung; viele Menschen wollen noch immer Kinder, und die Mutter-Kind-Beziehung ist an sich erotisch und der Ursprung der gesamten Sprache körperlicher Berührung, die in den Beziehungen zwischen Erwachsenen vorkommt.

Die Sexualität der Erwachsenen beginnt bei den Babys. Sie brauchen die geschmeidige Kleidung der Mutter und die Wärme und wahrscheinlich den Geruch ihrer Haut, während ihr Saugen die Mutter erregen kann. Vieles, was den Erwachsenen fehlt, ging wahrscheinlich während der menschlichen Entwicklungsgeschichte verloren, weil wir das Babyalter ent-erotisiert haben. Menschen mit einem befriedigenden erotischen Leben werden einiges davon zurückgewinnen: indem sie das Baby nackt stillen; in den ersten Lebenswochen des Kindes zumindest so viel Zeit auf Hautberührung verwenden wie auf eigene Liebesbetätigung; das Baby, wenn überhaupt möglich, nicht mit der Flasche, sondern mit Muttermilch ernähren; das Kind, wenn es älter ist, seinen Körper erforschen lassen; Schuldgefühle vermeiden; und indem beide Elternteile sich ständig um das Kind kümmern.

All das kann für die Mutter eine zutiefst sinnliche Erfahrung sein. Bei der Geburt ist das Baby ein kleiner, tragbarer Mund und eine Hautoberfläche, die nicht Ihre eigene ist, die Sie tragen und an Ihre eigene Haut legen können. Normalerweise werden Sie finden, daß Sie, wenn es schläft, seinen Kopf an Ihre linke Brust legen (Frauen, die Kinder hatten, tragen sogar Pakete so). Das Baby ist dafür programmiert, Ihren Herzschlag mitzuhören (wenn Sie erregt sind, ist es das Baby auch) und durch das rhythmische Geräusch bei normal ruhigem Herzschlag einzuschlafen.

Ganz allgemein ist es um so besser, je mehr Sie es anfassen – wenn ein Kind älter ist, kann das Vorantreiben seiner sinnlichen Erfahrungen störend sein, nicht aber im Kleinkindstadium: längerer Kontakt mit dem nackten Körper ist für Menschen normal. Sie können das Kind ins Bett nehmen, auch wenn Sie es anders gelesen haben – »durch Darauflliegen erdrücken« ist eine andere Bezeichnung für das, was heute »Wiegentod« genannt wird, und wird nicht dadurch verursacht, daß Sie im Schlaf auf dem Kind liegen –, aber betätigen Sie sich nicht sexuell vor

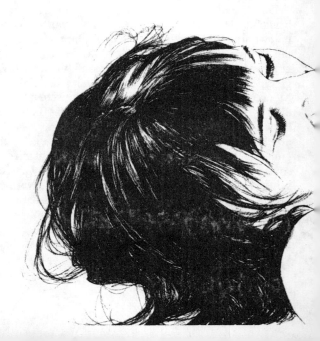

Babys, die alt genug sind, um klar zu sehen. Sie werten Sex aus irgendeinem Grund als Aggression zwischen Erwachsenen, und es gibt eine schlecht verstandene Reaktion auf Sexualgerüche von Erwachsenen, mit der wir besser nicht experimentieren sollten, ehe wir mehr darüber wissen. Wenn Sie ein Kleinkind sofort nach einem Orgasmus an die Brust nehmen, wird es wahrscheinlich wegen Ihres sehr schnellen Herzschlags schreien. Davon abgesehen, schließen manche Paare ihr Baby in den ersten Wochen gern in eine sanft besinnliche Liebesbetäti-

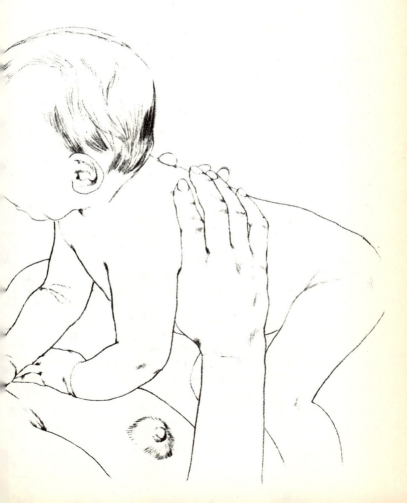

gung ein. Sie können sogar das Erlebnis haben, Ihr Baby an der einen und Ihren Geliebten an der anderen Brust zu haben (nachdem das Baby diese Seite zu Ende gesaugt hat). Das kann ein Erlebnis sein, das Sie sehr miteinander verbindet. Später sollten Sie es vermeiden, aber brechen Sie den engen Hautkontakt auch dann nicht ab, wenn Sie es nicht so ausdrücklich am Liebesakt teilhaben lassen können – folgen Sie dem Kind auf seinem Weg, ein Einzelindividuum zu werden. Gewöhnlich zeigt sich Ängstlichkeit vor nackten Elternkörpern und der »Dominanz« des Vaters nicht bei Kindern unter drei Jahren.

Psychoanalytisch gesehen, gibt es bei vielen Frauen eine Assoziation zwischen Baby und Penis – beide sind gewissermaßen Gemeinschaftseigentum, unabhängig vom Geschlecht des Kindes. (Nebenbei bemerkt, männliche Babys bekommen schon frühzeitig Erektionen, und Kindermädchen pflegten sie zu beruhigen, indem sie sie möglichst dem nahe brachten, was ein Baby im Sinne eines Orgasmus zustande bringen kann. Manche Kinderärzte sagen nun, das überreize das Kind: im späteren Alter wäre das der Fall, wir können somit keine Ansicht darüber abgeben, ob es vernünftig ist oder nicht, aber da viele Primitive ihre Babys masturbieren, ist es höchstwahrscheinlich harmlos, und das Kind scheint es zu mögen). Ziehen Sie nicht aus hygienischen Gründen die Vorhaut zurück: sie ist normalerweise erst viel später zum Zurückziehen geeignet, und schneiden Sie sie nicht ab, es sei denn, Sie sind Jude oder Mohammedaner. Peniskrebs ist eine seltene Gefahr; waschen Sie, schneiden Sie nicht weg.

Frauen sind verschiedener Ansicht darüber, ob die Geburt selbst ein sinnliches Erlebnis sein kann; wenn sie schwer ist, wird sie es nicht sein, ebensowenig wenn die ganze Umgebung klinisch ist. Das Dabeisein des Vaters ist eine komplizierte Zugabe – die meisten Männer haben Schuld- oder Teilnahmegefühle bei einer Frau, die in Wehen liegt, die traditionsgemäß als *Couvade* (imitiertes »Männerkindbett«) oder, in unserer Kultur, als Anfall von Zahnschmerzen oder als völlig uncharakteristische Sauftour abreagiert wird. Sie müssen beurteilen, ob sein Dabeisein ihn durcheinanderbringen wird und ob es ein Ablenkungselement gibt, wenn Sie ihn kommen lassen.

Wir haben keinen Beweis dafür, aber es wäre nicht überraschend, wenn eine Frau, die mit völlig entspannten Muskeln und erregt den Orgasmus erlebt, eine leichtere Geburt hat als eine Frau, die verkrampft ist. Ob Wehen an sich ein Orgasmus sein können, hängt weitgehend vom Glück und von der Mutter ab; manche Frauen, die natürlich entbinden, sich entspannen können und nicht von einer allzu robusten Hebamme geschult wurden, sagen, es sei möglich. Wenn es nicht der Fall oder schmerzhaft ist, läßt es sich ganz leicht kontrollieren – das erstmalige Anlegen des Babys an die Brust ist eine sinnliche Erfahrung, und sei es nur ein Gefühl der Erleichterung. Es ist auch programmiert, denn die Bruststimulation veranlaßt den Uterus, sich zusammenzuziehen, was die Rolle der Brüste beim Liebesakt Erwachsener erklären könnte.

Ein Kind zu bekommen, ist also eine einzigartige Funktion Ihres ganzen Körpers und ein verbindendes Erlebnis mit Ihrem Geliebten. Das ist ein Grund, abgesehen von den Erfordernissen des Kindes, ein Baby nicht allein zur Welt zu bringen, wenn man es vermeiden kann. Es ist eine sexuelle Erfahrung, welche Sie, zumindest bis das Kind aufwächst, bindet.

Man muß vorsichtig sein mit der Behauptung, daß die Schwangerschaft ein schönes und sinnliches Erlebnis sei – viele Frauen, die unter Übelkeit litten und sich wie ein halbvoll geladener Öltanker fühlten, haben den berechtigten Verdacht, daß derartige Behauptungen von Männern oder von unfruchtbaren Lesbierinnen aufgestellt werden. Andererseits würden die meisten beipflichten, daß die Bewegung des Kindes im Mutterleib, die erste Begegnung mit dem Baby als Person sehr erregend ist. Auch verlagern sich bei vielen Frauen während der Schwangerschaft Gefühlsrüstzeug und -haltung – das kann in Richtung Angst sein, wenn es die erste Schwangerschaft ist oder wenn das Baby nicht ganz erwünscht war, es kann aber auch in Richtung einer sanften Sinnlichkeit geschehen, die der Mann teilen kann. Das macht sanftere Liebesbetätigung während der Schwangerschaft für alle Frauen geeignet, außer für jene, die zu Fehlgeburten neigen und die – das ist so ziemlich der einzige Fall – Orgasmen in dem Zeitraum, in dem sie schon früher Fehlgeburten erlitten, vermeiden sollten.

Batakas

Weiche, stoffüberzogene Plastikschaumschläger, mit denen man völlig schmerzlos und ohne das geringste Risiko einer Verletzung boxen oder fechten kann. Zwei damit bewaffnete Menschen können einander mit voller Kraft schlagen, ohne weh zu tun, und Frauen sind nicht im Nachteil. Das Duell kann bloß ein Spaß oder eine Dramatisierung sein – kann nicht, wie die Hersteller vorschlagen, nur Aggression abreagieren, sondern unsere viel tiefer verwurzelte Angst beseitigen, daß uns nämlich Agression vernichten würde, wenn sie zum Ausdruck käme. Diese Furcht geht sehr tief, und dies ist ein Spiel, um sie loszuwerden – es gestattet auch die Körpersprache von wirklich heftigem Kämpfen ohne irgendwelche schlimmen Folgen. Kissenkämpfe kommen dem am nächsten, aber Kissenecken können in Augen geraten, und die verflixten Dinger platzen, wenn man wirklich kräftig zuschlägt. Ein mit aller Kraft geführter Batakakampf mit jemandem, den man liebt, nicht haßt, kann ein sehr lehrreiches Erlebnis sein für Gefühle, von denen man nicht wußte, daß man sie hat. Wenn es wenig zärtlich klingt und nicht richtig für Liebende, brauchen Sie es wahrscheinlich. Wenn sie immer verliert, geben Sie ihr in jede Hand eine Bataka und nehmen selbst nur eine, und umgekehrt. Siehe auch unter »Aggression«.

Bilder

Sexuelle Bilder sind ein Reizmittel für sich (einer der Gründe, warum wir sie in diesem Buch bringen) und können einzigartig schön sein (das ist ein weiterer Grund). Seit die Instant-Kameras das Entwickeln von Filmen unnötig machen, verwenden die Leute Schnappschüsse sexuell, wie sie sie bisher für andere Familienaufnahmen verwendet haben – als Erinnerung an schöne Zeiten –, und dafür sind sie äußerst wirkungsvoll. Außerdem kann man sie in Traumform verwenden und seine eigenen Phantasien für immer visuell verwirklichen.

Leider können nur kostspielige Instant-Kameras auf Zeitraffer eingestellt werden, und gute Fotos von einer interessanten Tätigkeit wie der Liebe, erfordern wirklich einen Fotografen. Wir verlangen von Fußballern auch nicht, sich selbst zu knipsen. Dementsprechend klappt es mit dem Fotografieren am besten, wenn zwei Paare damit beschäftigt sind.

Es gibt einige Regeln. Schicken Sie keine Sexfilme an kommerzielle Fotolabors, besonders nicht über Staatsgrenzen hinweg. Manche werden sie zurückweisen, vernichten oder der Polizei schicken (und da die meisten von uns bei jeder Sitzung obskure Sexualgesetze brechen, könnte das ernste Folgen haben – die Gerichte gehen auf diesen Unsinn tatsächlich ein, und Sie könnten zu Sexualverbrechern erklärt werden, einfach weil Sie miteinander oralen Sex getrieben haben); die es nicht tun und widerspruchslos kopieren, machen gewöhnlich Abzüge, um sie zu verkaufen. Verwenden Sie eine Polaroid-Kamera, es sei denn, Sie wollen Filme machen. Wenn Sie Bewegung wünschen, sparen Sie und kaufen Sie sich einen Videorecorder. Sie können sich ruhig ein Album anlegen, aber zeigen Sie die Fotos anderer Leute nicht ohne deren Einwilligung herum, wie es manche »Swinger« tun. Taktgefühl und das Bewußtsein, wie bösartig und gefährlich spießbürgerlich die Behörden sind, wenn sie in Bewegung gesetzt werden, sind von wesentlicher Bedeutung für das Überleben, wenn Sie ein volles und frohes Sexualleben haben, und doppelt wichtig, je mehr Menschen daran beteiligt sind.

Natürlich können Sie Sexfotos als Reizmittel kaufen, aber wenige Profis sind so geschickt, wie Sie selbst sein könnten. Die beste Verwendung von Diapositiven liegt darin, Blumen, Spitzen und Gewebe, wie gestreifte indianische Decken oder Reihen von Eiern in einer Schachtel, zu fotografieren, sie zu projizieren und gemeinsam in den Lichtkegel zu treten, bis sich die Bilder scharf auf der Haut abzeichnen. Dann tanzen Sie oder führen den Beischlaf aus, wobei Sie sich in einem Spiegel betrachten. Es ist viel sauberer als Körperbemalung, abwechselnder und weckt ein menschliches Reizmittel, das wir beinahe vergessen haben – eine bemalte Person ist magisch. Wenn Sie gute Sexfilme bekommen, können Sie sie als *hors d'oeuvre* zeigen; das ist aber gewöhnlich nicht nötig, wenn Sie sich, statt zuzusehen, selbst betätigen können – es sei denn, Sie müssen ein anderes Paar in Erregung bringen.

Bewahren Sie Sexfotos und -dias außerhalb der allgemeinen Schachtel auf, die Sie in Gesellschaft zeigen. Sie würden staunen, wie oft eins im ungeeigneten Augenblick auftaucht, wenn Sie es nicht tun. Bewahren Sie Ihre Polaroid-Kamera geladen, eingestellt und schußbereit auf, besonders wenn sich zwei Paare zugleich vergnügen, damit jemand hinlangen kann, um etwas besonders Schönes, Lustiges oder Originelles aufzunehmen. Prüfen Sie die Abzüge gemeinsam und teilen Sie sie auf, bevor Sie auseinandergehen und achten Sie darauf, die Negative nicht in den Mülleimer zu werfen, wenn es Ihnen etwas ausmacht, daß andere Leute sie sehen.

Tonbänder sind sogar noch bessere Reizmittel – bewahren Sie die besten Gelegenheiten auf und spielen Sie sie als Hintergrund: insbesondere Frauen werden oft durch die richtige Erinnerung ungeheuer erregt.

Feindseligkeit

Heute wachsen Teenager nicht mit Fred-Astaire-Filmen auf, und wahrscheinlich beziehen sie ihre Ideen nicht aus der *Love Story*. Sie leben aber tatsächlich in einer Kultur, in der Sex gleich Liebe ist. Das ist oft der Fall, aber es verhält sich viel komplizierter, denn obwohl Sex gleich Liebe ist, kann er dennoch auch Feindseligkeit ausdrücken. Die Version in alten Filmen und rührseligen Fernsehspielserien ist eine vereinfachte Version, die im wirklichen Leben nicht vorkommt. Sie gehört zu dem Mythos, daß Lieben ein totales Übernahme-Angebot für jeden Partner durch den anderen beinhaltet, das in einer Art parasitärer Umarmung endet.

Wir wollen nicht zynisch sein. Wenn Ihre Beziehung zu jemandem nicht Geben, Fürsorge und ein großes Maß an Teilhaben beinhaltet, kann das Spaß machen, wenn beide der gleichen Ansicht sind, aber als Beziehung kann es nicht weit gehen. Andererseits wäre es ein gefährliches Verhalten zu lieben und von jemandem, der keine Spur von gesundem, selbstschützendem Egoismus besitzt, geliebt zu werden, ein gefährliches Verhalten, das zu unbegrenzten und völlig unmenschlichen Ansprüchen von beiden Seiten führen kann. Tatsächlich ist streitbare Selbstlosigkeit eine schlaue Art, unbegrenzte Forderungen zu stellen, gegen die man sich nur schwer wehren und doch zugleich gut abschneiden kann.

Beide Geschlechter müssen sich klar sein, daß es bei jeder dauerhaften Liebe zwischen Erwachsenen (wo es einen Schutz dagegen gibt, von einem anderen Menschen zu sehr beherrscht zu werden) einen gesunden Teil Feindseligkeit gibt und daß manches sexuelle Verhalten ganz und gar feindselig ist: Halsabschneiderei beider Geschlechter, zum Beispiel Verführung und Verlassen durch Männer, Jagd auf Ehemänner durch Frauen. Erwachsene können oft – aber nicht immer – den Spielstand erkennen, aber als junger Mensch kann man viel leichter verletzt werden oder in eine Falle geraten. Tatsächlich werden in den versuchsweisen Beziehungen, welche zwischen Menschen üblich sind und die mit Sex beginnen, all diese Komponenten durcheinandergebracht. Wenn sie als Spiel ausgedrückt und als Spiel gesehen werden können, gehören die Versuche der Teenager herauszufinden, was in sexuellen Beziehungen ausgedrückt werden kann, zum Lernprozeß. Leider erfolgen sie oft zu einer Zeit, in der die Menschen leicht verletzt werden können. Wenn beide nur Punkte erzielen wollen, schön und gut – aber sogar da weist die Feindseligkeit, die in dem Punktejagen um seiner selbst willen liegt, auf ein gewisses Maß an innerer Unsicherheit hin.

Mädchen wurden oft bereits von enttäuschten Müttern zu der Erkenntnis erzogen, daß die Liebe des Mannes feindselig ist (und müssen oft lernen, daß sie dennoch sorgend und stärkend sein kann). Junge Männer erkennen nicht immer das Raubtierverhalten am anderen Geschlecht – und sollten sich ebensowenig einschüchtern oder ängstigen lassen, wenn sie ihm begegnen. Wichtiger ist es, daß Sie Ihre eigene Sexualität begreifen, um nicht zu riskieren, jemand anders zu verletzen. Wenn Sie im stillen glauben, daß alle Mädchen oder alle Jungen »Sexobjekte« sind, falsch sind, erobert und verächtlich behandelt werden müssen oder grundsätzlich gefährlich sind, werden Sie

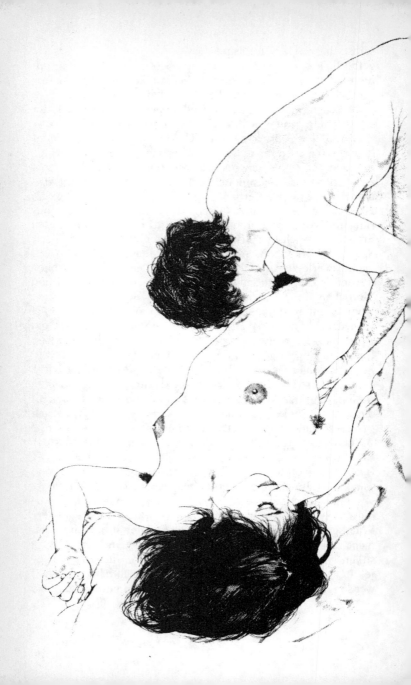

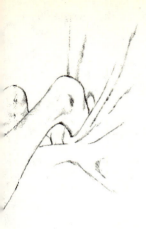

jemand verletzen und andere, die im stillen ebenso denken, werden wiederum Sie verletzen, es sei denn, Sie sind so hart, daß Sie schon unmenschlich sind.

Andererseits kann es nicht völlig schmerzlos sein, mit dem Sex zu beginnen oder ihn auszuüben, so wenig es schmerzlos ist, mit dem Fußballspielen zu beginnen oder es auszuüben. Normale Menschen sind robust genug, um einige Runden der Erfahrung durchzuhalten. Hier hilft das Bewußtsein der Realität gegenüber sentimentaler Fiktion, und junge Menschen sollten nicht durch Eltern abgeschreckt werden, deren schlechte Erfahrungen sie veranlassen, allen Männern oder allen Frauen ohne Unterschied zu mißtrauen und sie zu hassen – eine Feindseligkeit, die sich im Verhalten ihrer Kinder fortsetzt und eine weitere unglückliche Generation hervorbringt. Wenn Sie nicht großes Glück haben, werden Sie feindselige Menschen kennenlernen, betrogen werden und traurig oder enttäuscht sein. Darauf können Sie genauso vorbereitet sein, wie darauf, in irgendeiner anderen Situation gelegentlich Mißerfolg zu haben: diese Erfahrungen machen es nur leichter zu vermeiden, daß man sich mit der ersten Hauptbeziehung zufriedengibt, um dann die richtige zu erkennen, wenn sie kommt. Sie sind nicht aus Glas oder Sülze, und Ihre endgültige, wichtigste Beziehung wird einige gesunde Stacheln haben, wenn Sie beide wirkliche Menschen sind.

Dieses Buch kann Erfahrung nicht ersetzen, und nicht alle Erwachsenen sind darin vernünftiger als Teenager, trotz der Anzahl von Jahren, die sie ihnen voraus haben (und die manche von ihnen damit verbringen, die gleichen neurotischen Fehler zu begehen). Wenn man jung ist, besteht die beste Reaktion auf einen Betrug oder eine Enttäuschung darin, nicht länger als zwölf Stunden zu weinen oder zu fluchen, nicht länger als drei Tage in Selbstmitleid zu schwelgen, dann die Sache als Erfahrung abzuschreiben und sich darüber klar zu sein, daß man viel reifer geworden ist.

Haut

Die Haut ist unser größtes Sexualorgan und das, wodurch wir mit jedem Liebesobjekt in Nahkontakt treten, wie mit unseren Müttern im Babyalter. Wenn sie eine Sprache hat, so ist es eine von zarter Sinnlichkeit. Aus diesem Grund haben Generationen von »grauer« Kultur sie geächtet. Sie konnten den Genitalsex nicht völlig für tabu erklären, aber wir dürfen zumindest am Rest unserer Körper nicht diese Betätigung zulassen, sonst könnten wir wirklich sinnlich werden und Vertrauen, Lust und Berührung schätzen, anstatt sie zu fürchten und ihretwegen Schuldgefühle zu haben. Es gibt noch immer Menschen, die fruchtbaren Sex betrieben haben, aber noch nie die Haut einer anderen Person berührten oder ihre eigene berühren ließen.

Ganz abgesehen davon, daß Liebespaare lernen, einander zu betasten, sich an Hautempfindungen zu erfreuen und einander dadurch aufzustacheln, ist das nackte Zusammensein durchaus sinnvoll, bei dem sich die Haut beider Geschlechter berühren, um zu sehen, wie sie sich anfühlt und Sie die Ihre berühren lassen, um zu sehen, was man dabei fühlt. Die meisten Kulturen und alle Tiere stilisieren das Berühren anderer Individuen,

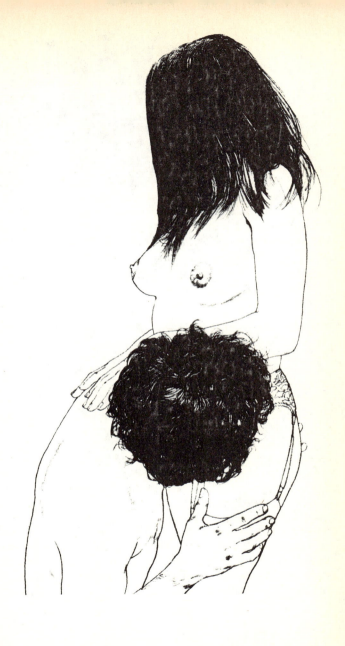

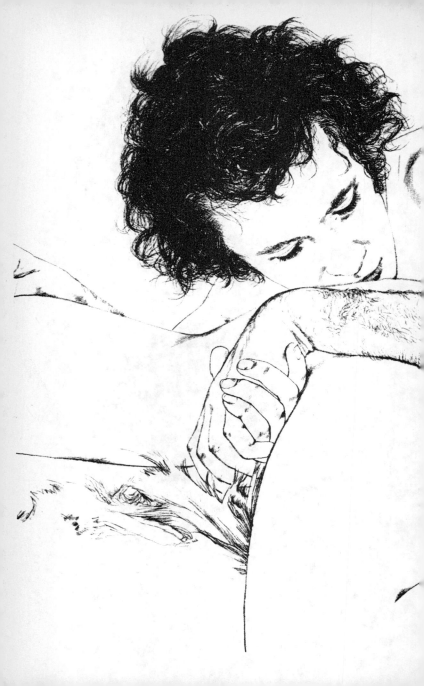

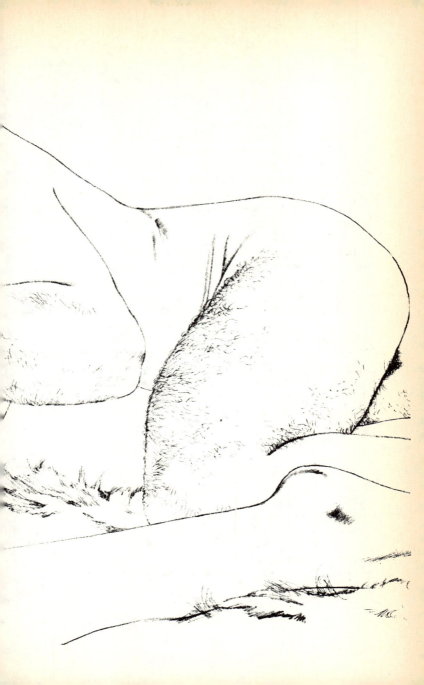

benutzen es als Sprache und beschränken es auf sinnvolle Zusammenhänge – wir aber haben eine Menge Rückstand aufzuholen. Wir sind Kontakttiere (die einander von Natur aus eher berühren, als auf Distanz zu bleiben wie viele Vögel), und Hautzufriedenheit ist wahrscheinlich eine unserer wichtigsten Kindheitserfahrungen, wenn auch einige Generationen wegen der Kleidung diesbezüglich zu kurz kamen.

Liebende berühren einander überall, mit Fingern, Haut, Lippen und Zunge (und sollten einige ruhige Zusammenkünfte bloß dieser Art des Kennenlernens widmen, um sich an gegenseitigem Anblick, an Berührung, Geschmack und Geruch zu erfreuen). Wer wen in Gesellschaft berührt, ist in verschiedenen Regionen verschieden, ebenso wer wen wo küßt – Wange, Stirn, Hand, Lippen, alles mit verschiedener Bedeutung. Eines ist nett bei amerikanischen Frauen: sie haben keine Angst davor, Männer in Gesellschaft zu berühren; das hat sich von der Haut auf die Kleidung verlagert (Schlips-Zurechtrücken zum Beispiel), ist jedoch ein Schritt in der geeigneten Richtung und kommunikationsfördernd, nicht verführend. Männer haben große Angst davor, einander zu berühren, außer bei gewissen festgelegten Situationen, und das ausgeprägteste Sinnlichkeitstraining liefert die erzieherische Erfahrung zweier Männer, welche gegenseitig die nackte Haut berühren.

Es ist wahrscheinlich als Reizmittel und für die gesellschaftliche Verwendung am besten, Hautberührung mit Muskelreizen, zum Beispiel Massage (siehe diese), zu verwenden, denn Haut und Muskeln wurden nicht für getrenntes Funktionieren programmiert. Denken Sie daran, daß die menschliche Haut sichtbar oder unsichtbar behaart ist und daß die Haare stimuliert werden können. In unserer Kultur wird das Berühren sexuell, wenn die Lippen und die Zunge beteiligt sind: eine vorübergehende Berührung der Genitalien besagt nicht das gleiche. Versuchen Sie sich mit verbundenen oder geschlossenen Augen von einem oder mehreren Menschen und mit verschiedenen Materialien – Federn, Stoff und dergleichen – berühren zu lassen (wir haben von einer Gruppe gehört, die dafür spezialisiert ist, ein Ei aufzuschlagen und auf Sie zu gießen, aber das klingt wie eine freiwillige zusätzliche Möglichkeit).

Jedenfalls kommt es darauf an, Ihr eigenes Hautbewußtsein zu steigern, und das ist recht vernünftig. Die beste häusliche Methode ist einfach Nacktheit im Bett, obgleich das nur ein Anfang ist, und nicht alle Menschen, die nackt miteinander schlafen, haben wirklich das gegenseitige Hautbewußtsein entwickelt. Es ist merkwürdig, aber wahr, daß Sie, je nachdem, wie sich die Haut anfühlt, sagen können, ob jemand erregt, nicht erregt, ablehnend oder was immer ist – wahrscheinlich durch den Tonus der kleinen Muskeln unter der Haut –, aber mißdeuten Sie nicht wirkliche Kälte als sexuelle Kälte, obgleich sie sich ähnlich anfühlt. Es muß Ihnen warm sein, um das zu beginnen – das Klima und frühere Eiszeiten können für manche Hemmungen der Menschen in nördlichen Regionen verantwortlich sein.

Heiße Bäder

Es gibt die Behauptung, es sei unmoralisch, allein zu baden. Das gemeinsame Bad ist eine japanische Erfindung. Man wäscht sich, bevor man ins Wasser steigt, dann baden alle gemeinsam. In Japan ist das ebensowenig eine erotische Tätigkeit wie der Besuch einer Sauna, für uns jedoch wirkt es als äußerst erfolgreicher Eisbrecher und als eine Art von Bindung. Menschen, die miteinander baden, verhalten sich so, als säßen sie miteinander in einem warmen Schoß.

Europäische Häuser sind dafür nicht eingerichtet – sie könnten es sein, denn das Klima in Japan unterscheidet sich kaum vom Klima in Europa. Reiche Kalifornier verfügen über ein heißes Jacuzzi-Bassin; weniger reiche kaufen alte Weinfässer oder bauen ihre eigenen Freiluft-Badewannen, die durch eine kleine Warmwasserheizung gespeist werden. (Für praktische Einzelheiten siehe *Hot Tubs* von Leon Elder, Capra Press.) Abgesehen davon, daß es seit den Tagen des Römischen Reiches die beste Erfindung für gemeinsame Entspannung ist, ermutigt das Baden in Warmwasserwannen Nichtnudisten eher als das Schwimmen, gemeinsam nackt zu sein. Mickey Mouse hat uns

33

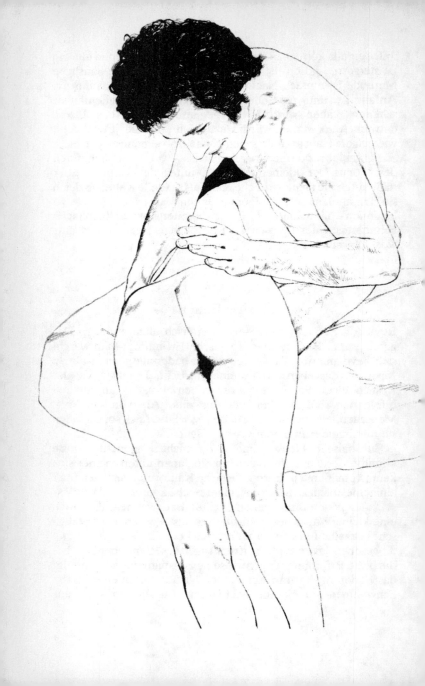

bisher noch nicht dazu gebracht, in unseren eigenen Bädern Badeanzüge zu tragen, somit sind Badewannen mit Warmwasser ein guter Anfang. Das Wasser in der Wanne soll ungefähr eine Temperatur von 37 Grad Celsius haben – es ist eher für ein Zusammensein und Dinge wie Gruppenmassage gedacht als für Liebesbetätigung, für die es wirklich zu heiß ist, wenn Sie sich anstrengen wollen. Wir erwähnen es hier, weil es zum Repertoire größerer Sinnlichkeit zwischen Paaren und zwischen Freunden gehört, das mit besserem sexuellen Ausdruck Hand in Hand geht und ein guter Anfang für Gemeinsamkeit (siehe diese) ist. Gewöhnliche Bäder und sogar die »Konversationsbäder« von Millionären haben nichts von dieser gesellschaftlichen Eigenschaft. Das Ganze braucht nicht mehr zu kosten als 250 Dollar plus Brennstoff, obgleich es kostspielig wäre, es dauernd zu heizen – entsprechend weniger in einem warmen Land. Paare, die einander nahe genug stehen, um es richtig zu verwenden, könnten es gemeinsam besitzen.

Körperbild

Es ist das Bild, das wir (als Beobachter in unseren Köpfen) uns von unserem Körper machen; aber es ist viel komplizierter als wir denken, denn es ist die ganze Computersynthese sensorischer Aufnahmen inner- und außerhalb unserer Körper sowie ein zusätzliches Programm, das aus Ideen stammt, die wir über uns selbst bezüglich Dominanz (»sich zwei Meter groß fühlen«, »sich kleiner fühlen als die Knie einer Schlange«) und Kindheitserfahrungen haben. Nur leider sind »wir« der Computer, so daß die Wechselwirkung mit unserer Identität nicht die eines außenstehenden Beobachters ist, sondern viel näher liegt.

Die meisten Menschen manipulieren den Körper, um das Körperbild zu manipulieren – Kronen auf Königen und Bärenfelle auf Gardesoldaten lassen diese sich »groß fühlen«. Dicke Menschen, die sich mästen und junge Leute, die hungern, tun das gleiche. Eine ganze Reihe von sexuellen Komplexen und Befriedigungen sind Körperbild-Phänomene, besonders Fetische, Geräte, welche die Muskelspannung und den Orgasmus, bei dem das Körperbild plötzlich »explodiert«, verstärken oder abschwächen sollen.

Joga-Manipulation geht in die andere Richtung und zielt darauf ab, die Physiologie durch Manipulation des Körperbildes zu manipulieren. Wir wissen jetzt, daß das (siehe »Biofeedback«) bei ganz spezifischen Kontexten möglich ist, und niemand würde eine allgemeinere Manipulation von Dingen wie Hormone, Fruchtbarkeit oder sogar Anfälligkeit für Krankheit ausschließen. Das ist ein Grund, weshalb ein Selbstbild wichtig ist und weit tiefer geht, als wir im Spiegel sehen.

Tatsächlich haben Jogis bei der Erforschung dieser Fragen einen Vorsprung von mehreren Jahrhunderten (wenn wir sie auch vielleicht mit Hilfe von elektronischen Monitoren einholen könnten). Der springende Punkt bei all diesen exzentrischen Haltungen ist, daß sie ausgearbeitet wurden, um das Körperbild zu beeinflussen (ursprünglich mit dem Ziel, die Körperbild-Komponente der Identität völlig auszuschalten, so daß man sich mit dem Ganzen verschmolzen fühlt – der Orgasmus kann das gleiche erreichen, deshalb wird er im Mystizismus verwendet). Diese Haltungen hängen von Muskelspannungen ab und vom Überkreuzen propriozeptiver (innerhalb des Körpers entstandener) Aufnahmereize – das Sitzen in einer überkreuzten Haltung hat in seiner Endwirkung auf das Körperbild eine gewisse Ähnlichkeit mit dem alten Trick, wenn man eine Münze zwischen den Rücken zweier Hände hält – man fühlt zwei Münzen. Manche ausgeklügelte Sexualstellungen, Zusammendrängen, Bewegungseinschränkung oder sogar enge Umarmung, und zahlreiche halbsymbolische Beeinträchtigungen des menschlichen Körpers, zum Beispiel das Mieder oder die in China früher übliche Deformierung des Fußes durch Einschnüren, sind im Grunde eine Manipulation des Körperbildes und unserer Erfahrung damit.

Das Körperbild steht analog zu einer Telefonzentrale und einem Computerspeicher für alle Körpersprachen, die wir untersuchen. Ein großer Teil der Medizin und Sexologie der Zukunft wird sich ebenso an das Körperbild wie an den Körper wenden. Was nach verschiedenen Arten von Erfahrung vage als »sich lebendiger fühlen«, »sich mehr als Person fühlen«

bezeichnet wird, befaßt sich in Wirklichkeit mit unserer eigenen Erfahrung mit unserem Körper, wie sie der »Computer« überprüft. Das kann seinerseits unser Körperbild verändern – und mit ihm unsere Haltung, den Geschmack in der Kleidung, die Physiologie und Orgasmusfähigkeit. Da das Körperbewußtsein mit der Geburt beginnt und sich in den Wochen, wenn ein Baby seine Muskelkoordination erlernt, rasch entwickelt, entstehen wahrscheinlich schon ziemlich früh Störungen des Körperbildes, die oft das spätere Sexualverhalten beeinflussen.

Körpersprache

Der brillante Exzentriker Wilhelm Reich wies als erster darauf hin, daß wir unseren Körper als Panzer gegen unsere Ängste benutzen. Menschen, die sich klein und suspekt fühlen, machen einen krummen Rücken (anstatt »hoch aufgerichtet« zu gehen), und diese Art von Anspannung führt zu Rückenschmerzen. Andere, weniger deutlich sichtbare Spannungen manipulieren unser Körperbild auf andere Weise und stören unsere Physiologie. Außerdem war, wie Reich ganz richtig bemerkte, der Teil von uns, den wir bis vor kurzem am meisten zu unterdrücken lernten, unsere sexuelle Identität – indem wir uns abwandten, wenn wir etwas Sinnliches spürten, uns verkrampften, wenn wir einen Orgasmus haben konnten, und unsere Beine fest geschlossen hielten. Es ist recht anstrengend, sein ganzes Leben mit geschlossenen Beinen zu verbringen.

Der Ausdruck »verkrampft« ist medizinisch völlig richtig. Und das Verkrampftsein geht fast immer auf eine Art der Angst vor dem Ausdruck normaler Gefühle zurück, von denen viele sexuell sind. Die Energie, welche amerikanische Männer für den Versuch aufwenden, Bisexualität nicht auszudrücken, und amerikanische Frauen dafür, Gefühle nicht auszudrücken, die sie ihren Männern zufolge nicht haben sollten, würde das Problem der Energieknappheit lösen. Bei verkrampften Menschen hat diese ganze Energie das Ergebnis, ihre Physiologie durcheinander zu bringen und ihre normalen menschlichen Reaktionen fehlzulenken.

37

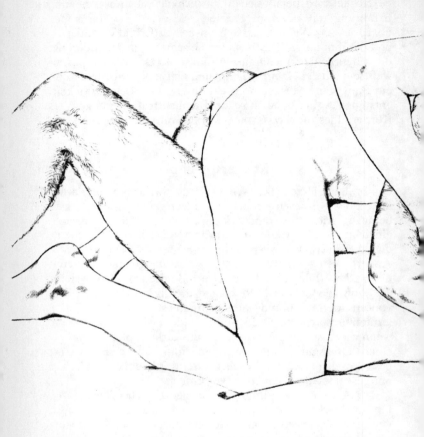

Wenn wir also beginnen, sexuell zu leben, müssen viele von uns den Schub kultureller Gewohnheitskrämpfe loswerden, die uns daran hindern, uns zu entspannen und uns dem Gefühl hinzugeben. Es ist im Sinn der Verhaltenspsychologie, daß die Selbsteinschätzung des gebückten Selbstanklägers sich ändern wird, wenn Sie ihn überreden können, sich aufzurichten, und daß andere, die seine Körpersignale erkennen, ihn anders

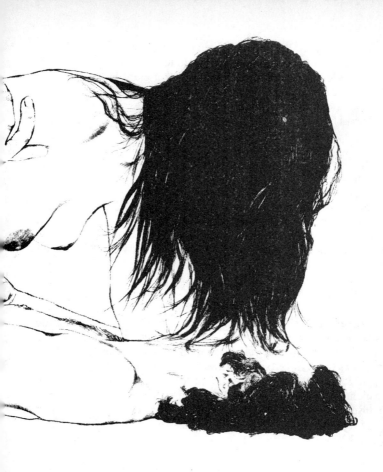

behandeln werden. Das gleiche gilt für die orgasmuslose Dame, die sogar ihren Mund geschlossen hält – lehren Sie sie, ihn zu öffnen, und sie wird sich vielleicht anders fühlen.

Das ist die Rechtfertigung für alle paramedizinischen Kurse in Entspannung, Ausdruck und Sich-nicht-schrecken-lassen, die derzeit so weit verbreitet sind. Wenn aus einer moralisierten Ankleidepuppe ein lebendiger Körper wird, kann das einen dazu bringen, sexuell und sozial weniger wie eine Ankleidepuppe zu handeln (und wahrscheinlich eine Menge Verkrampfungsleiden, die nicht auf haltungsbedingte Rückenschmerzen beschränkt sind, zu heilen). Da die halbe Aufgabe der Sexerziehung darin besteht, den Plunder loszuwerden, der den Menschen durch gestörte Menschen beigebracht wurde und den sie geglaubt haben, ist diese Art von Umerziehung nützlich.

Guter Sex macht uns weniger puppenähnlich, nicht so anfällig für Krankheiten und zersetzende Arten der Körpermanipulation wie zwangsläufiges Zu-viel-essen. Zugleich brauchen wir, um guten Sex, nicht bloß irgendwelchen Sex zu haben, die totale Zustimmung zu unserem ganzen Körper als Quelle von Lust, nicht von Schuld, Angst, Verboten, Vorsichtsmaßregeln und Besser-nicht-Warnungen. In dieser Hinsicht haben wir als Gesellschaft noch einen ziemlich weiten Weg vor uns. Die verschiedenen sinnlichen Dinge, die wir hier beschreiben, sind dazu bestimmt, das voranzubringen.

Tierische Körpersprache ist – da jegliche tierische Kommunikation nonverbal ist – ein wichtiger Teil der ethologischen Wissenschaft. Die meisten Tiere vollführen Gebärden der Selbsteinschätzung, die wir als Dominanz und Unterwerfung bezeichnen. Wenn ein Pavianmännchen einem anderen Männchen seine Hinterbacken zuwendet und die Haltung eines sich paarenden Weibchens einnimmt, drückt es Unterwerfung aus, nicht Homosexualität. Man nennt die Paviangesellschaft »agonisch«, völlig auf Dominanz und Unterwerfung aufgebaut. Dies sind jedoch Gebärden, die in unserem eigenen Sexualverhalten vorkommen – bedeuten sie das gleiche oder etwas anderes, oder ist es so, daß wir einfach die Anlage unserer Primatenvorfahren behalten haben? Schimpansen sind eine »hedonistische« Gesellschaft: ihre Gebärden sind Einladungen für andere, sich auf besondere Weise zu verhalten, oder sind Erklärungen darüber, wie sie sich fühlen – zum Beispiel vor Wut hüpfen. Schimpansen, die diese Wutvorstellung geben, werden von anderen umringt, die zuerst verdutzt sind und sich dann zustimmend oder entschuldigend verhalten.

Das sehen wir auch bei Menschen. Der Mensch, der den Rücken krümmt, bringt seine geringe Selbsteinschätzung zum

Ausdruck und wird wahrscheinlich herumgeschubst, was die Herabwürdigung seiner selbst verstärkt. Körpermerkmale, welche offen erkennbar sind, werden dadurch verstärkt, daß andere Leute sie durchschauen. Die unzugängliche Dame, die den Mund nicht aufmacht, ist im Begriff, Männern eine nonverbale Mitteilung zu machen – in diesem Fall werden sie ihr eher aus dem Weg gehen, als sie ansprechen. Wir alle lesen und sprechen die Körpersprache, und das kann unsere Beziehungen weitgehender bestimmen, als wir es merken, denn es funktioniert auf den ersten Eindruck.

Massage

Dieses Buch ist kein Lehrbuch der Physiotherapie, daher befassen wir uns nicht mit den medizinischen, auch nicht den orientalischen, sinnlichen, erotischen und anderen Arten der jetzt oft erörterten Massagen. Wenn Sie es genau studieren wollen, können Sie Bücher über sinnliche Massage kaufen, die zusammen mit einer Flasche Baby-Öl im Handel erhältlich sind. Sie sollten aber die Kunst sinnlicher Massage lernen; zufällig ist sie eines der besten Anheizmittel vor der Sexbetätigung für beide Geschlechter, eines der besten Entspannungsmittel nach dem Koitus und sicher der beste Eisbrecher. Wir haben Paare gesehen, die wirklich tüchtig darin sind – beide Partner. Holen Sie sich ein zweites Paar mit einer anständigen gesellschaftlichen Ausrede zum Strippen und bringen Sie es in Erregung, ohne sich unwiderruflich verführend zu verhalten, wenn die Szene nicht klappt (Sie können immer danke sagen und sich wieder anziehen, wenn Ihnen danach zumute ist). Siehe auch unter »Gemeinsamkeit«.

Wenn Sie Erfahrung in medizinischer Massage haben, ist es gut. Wenn nicht, rubbeln Sie nicht einfach die Haut, was nicht angenehm ist, sondern arbeiten Sie an einem Körperglied oder am Rumpf mit beiden Händen zusammen, kneten Sie ziemlich fest, aber nicht mit allzuviel Druck der Hände, mit Daumen und Fingern. Wenn Sie das gegenseitig regelmäßig tun, werden Sie lernen, was angenehm ist und was irritiert. Versuchen Sie sich

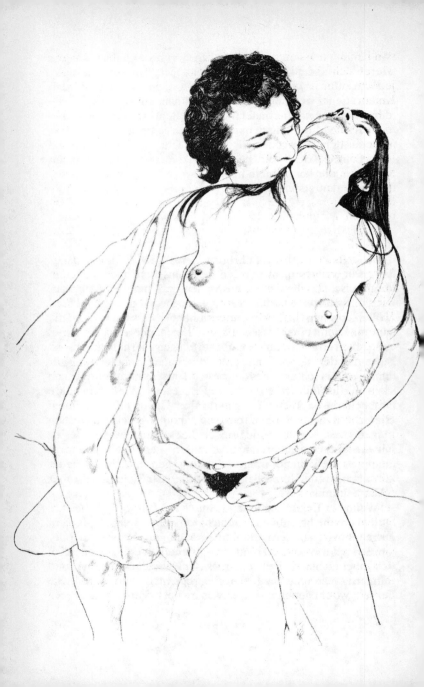

von jemand massieren zu lassen, der es versteht, um zu lernen, wie es sich anfühlt, und beobachten Sie ihn (versuchen Sie jedoch keine Profitricks wie zum Beispiel Anwendung von Kniedruck am Rücken, ehe Sie genau wissen, wie).

Kneifen Sie den Partner nicht – das schmerzt, hat keine medizinische Grundlage, und man überläßt es am besten den Masochisten. Verwenden Sie nicht zu viel Öl, es sei denn, Sie lieben das Gefühl davon (Sie brauchen kein Öl für eine gute Massage), und wenn die Dinge richtig erotisch werden, tun Sie nicht automatisch Öl auf den Penis, obgleich es die Mädchen in Massagesalons tun – es setzt das Empfindungsvermögen bei manchen Männern unter den Auslösepunkt herab, andere allerdings haben es gern, insbesondere wenn Sie die Eichel selbst massieren.

Sie müssen selbst nackt sein, so daß Sie Ihre ganze Körperoberfläche einsetzen können. In den frühen Stadien können Sie das Kneten mit Klopfmassage abwechseln (sehr leichte, schnelle Karateschläge, die mit den Kanten beider Hände abwechselnd und in geringem Abstand auf Rücken, Schenkel und andere Muskelpartien gegeben werden – tun Sie es so, als würden Sie mit zwei Hackmessern Zwiebel hacken). Legen Sie Ihre Hände mit gespreizten Fingern auf je eine Hand der zu massierenden Person, die auf der Vorderseite liegt, streichen Sie mit ihnen gleichzeitig die Arme entlang, dann nebeneinander über den Rumpf nach unten, über beide Hinterbacken und beide Beine bis zum Fuß, mit festem Fingerdruck. Später tun Sie das gleiche mit dem Massierten in Rückenlage, wobei Sie leicht über die Brüste streichen, wenn es eine Frau ist, dann über die Schenkelinnenseite nach unten. Sie können sie durch Berührung mit Ihren Brüsten, Genitalien und Ihrem Schamhaar ergänzen, wenn Sie wollen. Nicht alle äußerst sinnlichen Effekte kommen von den selbstverständlichen Stellen – vorsichtige Fingerarbeit zwischen den Fingern, den Zehen sowie auf den Handflächen und Fußsohlen (ohne zu kitzeln) können die meisten Menschen erregen. Nehmen Sie sich Zeit herauszufinden, was gegenseitig wirkt, bevor Sie es mit jemand anders versuchen – dann bearbeiten Sie beide eine dritte Person, wobei der eine den ganzen Körper massiert, während der andere (gewöhnlich der Partner des anderen Geschlechts) sich auf spezielle Teile wie Hände und Füße konzentriert.

Beide beginnen jedoch mit einfacher Körperarbeit und steigern die Sinnlichkeit nur, wenn der Massierte zu reagieren scheint – Sie gehen auf Finger, Achselhöhlen, Brüste (vernachlässigen Sie bei Männern nicht die Brust- und Brustwarzengegend), Innenschenkel mit den Fingernägeln (sanft), bei beiden Geschlechtern über, während der Partner des gleichen Geschlechts im normalen Muskelkneten fortfährt. Schließlich nehmen Sie einen Finger oder eine Zehe in den Mund – wenn das wirkt, können Sie anderswo mit Zungenarbeit beginnen, an den Ohren, der Rumpfhaut, den Brustwarzen. Streicheln Sie die Klitoris nicht, wenn die Partnerin nicht offensichtlich dazu bereit ist, aber berühren Sie ihre Lippen mit Ihren Brustwarzen oder Ihrer Eichel, je nachdem, in welcher Lage Sie sich befinden. Wenn ein Mann eine volle Erektion bekommt, können Sie zuerst den Hodensack streicheln und dann zu voller Masturbation übergehen oder, wenn Sie die Massage fortsetzen und sie speziell gestalten wollen, die Eichel einölen und zwischen Ihrem Daumen und Finger reiben. Der Punkt, von dem an es wirklich sexuell wird, ist dann erreicht, wenn Sie mit Mund- und Zungenarbeit beginnen – vorher ist es sinnliche Massage, danach Vorbereitung zum Sex.

Auch wenn es nicht so weit kommt, ist Massiertwerden von mehr als einer Person ein ganz besonderer Eindruck: Gruppenmassage durch mehrere Leute, mit geschlossenen Augen, ist eher ein zutiefst beruhigendes Erlebnis als ein Gefühlskitzel. Mit geschlossenen Augen von einer anderen nackten Person massiert zu werden, die ihren ganzen eingeölten Körper an Ihrem Körper einsetzt, ist eine erregende Erfahrung. Bei zwei Paaren ist es oft am besten, wenn drei Personen an einer arbeiten, bevor man auf das Eins-zu-eins übergeht; zu dritt tauschen Sie die Rollen oder massieren Sie einander alle drei. In keinem Fall sollten Sie rasch auf vollen Sex übergehen, sondern den mündlichen Teil mit Küssen und Zungenmassage verlängern. Bei Frauen ist, wenn die Berührung spezifisch genital wird, gewöhnlich die Zunge besser als der Finger. Ein schüchterner Mensch eignet sich oft besser für sexuelle Massage, wenn seine

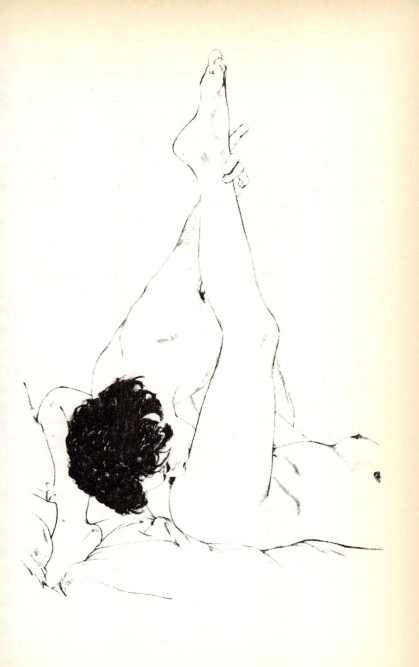

Augen verbunden sind (und Sie sind vielleicht gleichgeschlechtlichen Kontakten gegenüber weniger gehemmt, wenn die
massierte Person nicht weiß, wer was tut). Beim Massieren einer
Frau ist es in der Tat oft nicht der Mann, der mit der Mundarbeit
beginnt – oder der die Sache zum Orgasmus bringt.

Betreiben Sie, abgesehen von ihrem gesellschaftlichen
Zweck, längere gegenseitige Massage als Paar (merkwürdiger-
weise hilft auch da oft das Verbinden oder Schließen der Augen,
obgleich Sie ganz genau wissen, wer massiert). Vergessen Sie
den Kopf, das Haar und die Kopfhaut nicht, vergessen Sie auch
nicht, daß Penis und Vulva ebenso wie Hände und Mund,
insbesondere die Vulva wegen ihrer Wärme, hautstimulierende
Werkzeuge sind. Ebenso alle Haarbüschel, wenn Sie geschickt
sind, und Ihr Kopf- und Barthaar, wenn Sie welches haben.

Das einzige Problem liegt darin, daß geschickte und sinnliche
Menschen nötig sind, um eine gute Sexualmassage durchzufüh-
ren. Sie können das jedoch verbessern, indem Sie lernen, nicht
hart zuzugreifen, zu quetschen oder zu reizen – und dadurch
bekommen Sie im allgemeinen viel besseren Sex.

Gruppenmassage oder Massage zwischen mehr als zwei
Personen ist heute als Teil der »Neuen-Begegnungs«-Praxis
weit verbreitet. Sie braucht nicht das zu werden, was die
Gesellschaft als sexuell bezeichnen würde, kann es aber werden.
Die Wahl liegt bei Ihnen – es ist noch immer eine gute Erfahrung,
wenn sie knapp vor der genitalen Stimulation aufhört und nicht
durch übermäßige Konzentration auf dieses eine Ziel vereitelt
wird.

Wenn die Massage wirklich sexuell wird, besonders zu dritt,
werden die passiven Partner gewöhnlich nicht passiv bleiben,
oder wenn sie es tun, können sie zur Beteiligung eingeladen
werden – auch sie haben Hände und einen Mund. Wenn Sie das
tun wollen, legen Sie eine ihrer Hände an die gewünschte Stelle –
auf eine Hautfläche, wenn Sie das Tempo nicht zu sehr
beschleunigen wollen, oder auf eine Brust, den Penis oder die
Vulva, falls Sie es wollen – und geben Sie ihnen etwas, womit sie
sich mündlich befassen können, einen Daumen oder etwas
Interessanteres. Wenn Sie das tun, werden sie gewöhnlich halb-
passiv bleiben: wenn Sie es nicht tun, werden Sie wahrscheinlich

alle drei zu küssen beginnen. Wenn Sie oder die anderen keinen Sex wollen, kann das faktisch einen natürlichen Endpunkt ohne irgendwelche Enttäuschung darstellen, wobei das Küssen bedeutet, daß es nicht sexuell, sondern gesellschaftlich gemeint ist.

Wenn Sie von da ausgehen, können ein aktiver Partner und der zuvor Massierte mit dem anderen, wenn auch nicht ganz von Anfang an, beginnen. Wenn zwei Frauen einen Mann massieren, kommt es oft dazu, daß sie sich so sehr miteinander beschäftigen, daß er warten muß; aber es lohnt sich, den Dingen ihren Lauf zu lassen. Gelegentlich verwandelt sich eine Massage zu dritt in etwas, das aussieht wie Notzucht, aber keine ist (wenn der massierte Partner sehr erregt ist, sich wütend sträubt, aber offensichtlich weitermachen will). Vergewissern Sie sich, daß er es wirklich will – Massage darf kein Vorwand für Sex werden, gegen den jemand Vorbehalte hat.

Seltsamerweise endet sogar bei denen, die bis zum Letzten gehen, ein sich in dem absichtlich langsamen Tempo, das durch die Massage bewirkt wird, entfaltendes Trio gewöhnlich nicht in richtigem Beischlaf, zum Teil weil ein Mann oder eine Frau zu viel da ist. Mit zwei Frauen und einem Mann endet es weit üblicher und befriedigender in oralem Dreifach-Sex; mit zwei Männern und einer Frau führt es wahrscheinlich eher dazu, daß sie den einen oral und den anderen vaginal entgegennimmt, wenn sie es war, die massiert wurde. Wenn sie an dem Masseurteam teilgenommen hat, nimmt sie den Massierten auf, während ihr Partner pausiert oder ihre Brüste streichelt; es ist schwierig für sie, gute Handarbeit zu leisten, außer seine Erektion aufrechtzuhalten, während sie rittlings Orgasmen hat und jeden Augenblick Lust haben kann, mit ihrem Partner den Platz zu wechseln. Bei zwei Paaren besteht, wenn die Massage zu Sex übergeht, kein zahlenmäßiges Problem – und es gibt auch weniger Gegenseitigkeit. Sexualmassage zu dritt kann ein sehr verbindendes Erlebnis sein, ob es zu vollem Sex übergeht oder nicht; betreiben Sie sie also nicht mit dem falschen Partner (siehe unter »Dreiergruppen«).

Was den meisten erfahrenen Paaren sehr oft entgeht, ist wahrscheinlich die Tatsache, daß die Hinterbacken und das

Rückenende höchst erogene Zonen sind. Man kann auf dem Bauch liegende Partner durch richtiges Betasten, Kneten, leichtes Schlagen und dergleichen ausgezeichnet erregen. Praktizieren Sie das – von hinten haben Sie Zugang zum Nacken, zu der ganzen Rückenpartie, den Hinterbacken, dem Rückenende (das bei Männern, wenn Sie den richtigen Punkt für den Fingerdruck finden, eine erektionauslösende Stelle ist), den weichen Innenschenkel und einem Großteil der Schamleiste einer Frau. Denken Sie daran, die Massage nicht nur vor dem Beischlaf anzuwenden – sie ist auch während des Geschlechtsverkehrs möglich (zum Beispiel am Rücken ihrer Partnerin, in einer Stellung, bei der Sie von hinten eindringen, wenn Sie sich gut beherrschen). Wenn sie jedoch mit dem Penis begonnen hat, werden dort konzentrierte Empfindungen vermutlich stärker sein als diejenigen der Rückenmassage, oder diese wirkt als Ablenkung – dann ist es ihm vielleicht lieber, sich auf Genitalgefühle zu konzentrieren.

Wie weit Sie die Massage führen, hängt davon ab, wen und wo Sie massieren. Es ist jedoch die sanfteste Form nicht der Verführung, sondern der Einführung. Es ist auch eine ausgezeichnete Methode zu lernen, Ihren und anderer Leute Körper zu benutzen und zu akzeptieren.

Masturbation und Lernen

Dieses ist nun eine Lernerfahrung, die für die Frau wichtiger ist als für den Mann, weil eine ganze Reihe von Mädchen nicht spontan damit beginnen. Männer masturbieren von früher Jugend an fast ausnahmslos zum Vergnügen – sie können die Masturbation auch dafür verwenden, sich weniger empfindlich zu machen und allzu schnelle Reaktionen beim Geschlechtsverkehr zu vermeiden; letzteres muß gelernt werden, das erstere nicht. Frauen, die nicht zum Höhepunkt gelangen oder die beim Geschlechtsverkehr frigide sind, müssen fast immer in erster Linie unterrichtet werden, wie sie selbst einen Orgasmus herbeiführen können, bevor sie lernen, diese Fähigkeit auf sexuelle Situationen zu übertragen. Dies legt überzeugend nahe,

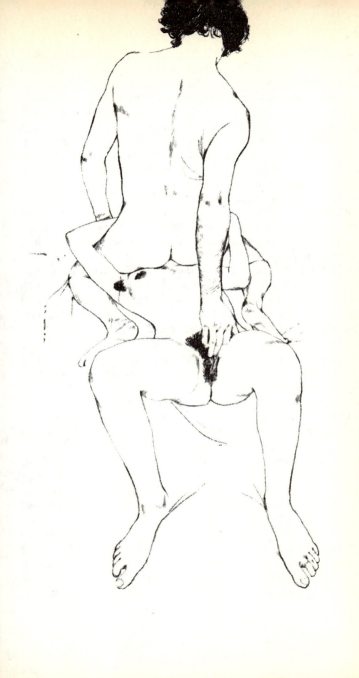

daß man Knaben nur zu sagen braucht, sie sollen sich ohne Schuldgefühl an der Masturbation erfreuen, während Mädchen aktiv ermutigt werden sollten, ihren eigenen Körper zu erkunden. Der Gedanke, dies sei ein schönes Liebesgeheimnis, das ihnen nur durch einen idealisierten Verlobten eröffnet werden sollte, geht an der Unerfahrenheit und Ängstlichkeit nicht idealisierter Männer, mit denen sie zusammenkommen, in die Brüche. Wenn sie ihre eigenen Reaktionen nicht kennen, können sie einem Mann nicht helfen, sie in Erregung zu bringen. Die Idee, daß Lernen sie auf diese Weise veranlassen wird, an Reaktionen ohne Beischlaf festzuhalten, ist ein Aberglaube. Schüchterne und ängstliche Menschen beiderlei Geschlechts können an der Masturbation festhalten, weil sie keine Beziehung erfordert; das ist jedoch eine Folge ihrer ursprünglichen Introvertiertheit.

Für die Mutter, die ihre Tochter beim Masturbieren antrifft und wissen will, was sie ihr sagen soll, lautet die Antwort: Freuen Sie sich und seien Sie glücklich, daß sie eine Fertigkeit lernt und hoffen Sie darauf, es nicht zu zeigen, um sie nicht davon abzuhalten, falls Sie durch alten Aberglauben beunruhigt sind. Und sagen Sie ihr, es ist etwas, woran sie sich ihr Leben lang erfreuen kann, eine Praxis der Liebesbetätigung für Erwachsene und die einzige Möglichkeit, ihre eigenen Reaktionen kennenzulernen; warnen Sie sie vor verschrobenen Leuten, die behaupten, es sei sündig oder schädlich. Geben Sie ihr keinen Vibrator – manche Erwachsene finden ihn wirksam, aber er könnte bei längerem Gebrauch die Sensibilität dämpfen und sollte besser sexuell aktiven Menschen vorbehalten bleiben. Falls Ihre Tochter nicht masturbiert, wäre es eine Gelegenheit, es ihr beizubringen, wenn nicht elterlicher Unterricht möglicherweise zur falschen Zeit und aufdringlich erfolgte; Bücher oder Gruppenunterricht als Teil normaler Sexerziehung wären da vielleicht besser.

Liebende sollten einander nicht nur masturbieren, sondern einander auch beim Masturbieren zusehen – zwecks Erregung und zugleich als Anleitung. Einige Frauen reagieren bestens auf Fingereinführung, welche gern von Männern verwendet wird, um den Sexualverkehr nachzuahmen. Wenn Ihr Mann zusieht,

50

wie Sie es tun, kann er das für neue Empfindungen variieren. Eines der nützlichsten Dinge, die jeder sexuell Erfahrene tun kann, ist eine Neubewertung der Masturbation. Wenn wir als Kinder damit beginnen, haben wir nicht die Erfahrung, es zu tun, und die meisten von uns bleiben bei der Technik, die wir damals gelernt haben und verwenden sie als Gelegenheitsfall. Als Erwachsener kann man darauf zurückgreifen – es ist etwas, das einem Spaß macht, das man gelten läßt, und nun ist man ungestört und kann es richtig tun. Wenn Sie sich noch nie haben masturbieren sehen, setzen Sie sich nackt und möglichst bequem vor einen Spiegel. Ein Mann sollte bewußt nach neuen Methoden suchen: Versuchen Sie es mit Ihrer linken Hand, wenn Sie normalerweise die rechte benutzen (Sie werden staunen über den Unterschied), verwenden Sie die Vorhaut, wenn Sie sie normalerweise zurückziehen – wenn Sie beschnitten sind, versuchen Sie die Eichel anzufeuchten oder einzuölen und reiben Sie nur diese. Ebenso sollte eine Frau Dinge versuchen, die sie normalerweise nicht probiert hat – die Klitoris allein, wenn Sie die Methode mit der ganzen Hand verwenden, und umgekehrt. Es kommt darauf an, sich zu erfreuen und zugleich mehr über die Reaktionen zu lernen, deren man fähig ist. Wenn ein anderer Körperteil Aufmerksamkeit zu erfordern scheint, merken Sie es sich. Wenn Sie einen besonderen Einfall haben, merken Sie sich ihn. Dann probieren Sie das gleiche mit Ihrem Partner, wenn er zusieht. Er oder sie wird auch neue Dinge lernen.

Muskeln

Beim Orgasmus erfolgt eine Muskelkontraktion des ganzen Körpers, insbesondere bei Männern, manche scheinen geradezu Krämpfe zu bekommen. Die Einbeziehung der gesamten Muskulatur in den Ejakulationsakt ist so ziemlich das Nächste, wozu Männer normalerweise fähig sind, um den Gefühlen gleichzukommen, welche Frauen beim Orgasmus, wenn auch in anderer Form, im ganzen Körper empfinden. Die meisten Männer haben durch die Anstrengung beim Geschlechtsakt ein diesbezügliches Teilerlebnis – ein passiver oder völlig entspannter Orgasmus ist bei Männern durchaus möglich, bedient sich aber offensichtlich nicht dieser besonderen Körpersprache.

Es ist tatsächlich eine Sprache, und das führt zu Hemmungen, welche diesmal nicht kulturbedingt sind, sondern im Grunde menschlich sein könnten. Die Sprache des Hautkontaktes wurde in unserer Kultur tabuisiert, weil sie zärtliche Sinnlichkeit ausdrückt. Muskelsprache ist für manche Menschen sogar noch beunruhigender, weil sie mit Aggression oder Gewalt assoziiert wird.

Interessant ist der biologische Aspekt. Der Mann ist dazu programmiert, beim Geschlechtsverkehr viel Muskelkraft aufzuwenden und muß das tun, um eine Art von Orgasmus im ganzen Körper zu erreichen. Andererseits würde ein starker Mann, der wirklich darauf ausginge, seiner Partnerin Probleme schaffen und müßte sich zurückhalten, um auf dem Bett zu bleiben und sie nicht durch Muskelkrämpfe so zu quetschen, daß sie blaue Flecken bekommt. Sogar bei weniger muskulösen Paaren können Kinder, die zu Zeugen des Geschlechtsverkehrs werden, diesen irrtümlich für einen gewalttätigen Überfall halten. Das könnte der Hintergrund für die bei Anhängern der sozialen Entwicklungslehre verbreitete Ansicht sein, daß das Männchen unserer Primatenvorfahren für Kampf programmiert war, weil er das Weibchen fangen und überwältigen mußte (der alte Höhlenmenschenscherz) und daß dies das Überleben der Fähigsten zur Folge hatte. Die Erklärung ist treffend, sie gibt aber nur menschliches Verlangen, nicht Primatenverhalten wieder. Kein Affe überwältigt das Weibchen (das sehr wirksam beißen und ein Männchen einschüchtern kann), und normalerweise besorgt das Weibchen die Einladung – Notzucht ist eine absolut menschliche Erfindung.

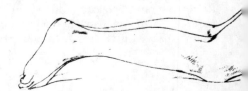

Warum wir intensive Muskelkontraktionen beim Orgasmus erotisieren und dann mit Aggressivität assoziieren, ist nicht klar, es könnte jedoch mit Kleinkinderfahrungen von Sinnlichkeit und Enttäuschung zu einer Zeit zu tun haben, in der unsere Muskulatur nicht sehr koordiniert und jeder andere stärker war als wir. Es kommt vor allem bei Männern vor, weil sie stärkere Muskeln und ein spezielles Hormonsystem haben, um diese Muskeln zu erhalten; es wäre interessant zu sehen, ob weibliche Athleten, welche Anabolika zur Stärkung ihrer Muskulatur nehmen, die gleiche Reaktion zeigen.

Auf praktischer Ebene gelingt es manchen Leuten, diese Reaktion voll zum Ausdruck zu bringen, indem sie beim Geschlechtsverkehr Stellungen verwenden, die ihnen einen maximalen Muskelspielraum geben. Vorgänge außerhalb des Beischlafs wie Sport oder tatsächlicher Kampf können sexuelle Erregung bewirken – bei beiden Geschlechtern ziemlich verbreitet –, und zwar durch Zusehen, nicht durch Beteiligung. Zuschauer neigen dazu, die Bewegungen, die sie sehen, auf geistiger Ebene nachzuspielen; es könnte also sein, daß zumindest die Hälfte der Erregung in Wirklichkeit von fruchtlosen und nicht ausgeführten Bewegungen kommt, wenn auch das Element nichtverbaler Kommunikation und des Symbolismus hilft. Das könnte erklären, warum »Gewalt«

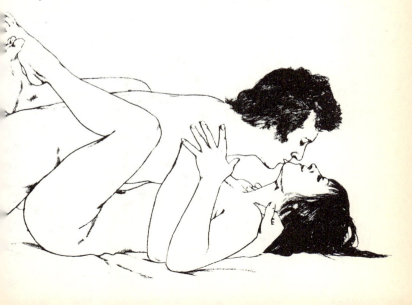

aufregend ist – eine für den Menschen unglückliche Assoziation. Eine andere Wirkung der Gleichung: Anstrengung gleich Aggression könnte sein, daß wir Sexualenergie im Interesse zivilisierten Verhaltens gut verwenden könnten. In unserer Kultur sind wir mehr oder weniger gezwungen, die Bewegungen zu blockieren, welche Feindseligkeit gegen Menschen wie etwa politische Schwindler, andere Autofahrer und Menschen bei der Arbeit ausdrücken, und es mangelt uns an nicht feindseliger, aggressiver Tätigkeit wie Jagen, Laufen und Baumstamm-Werfen. Affen hingegen machen intensive Bewegungen und werfen mit Dingen herum, um ihre Enttäuschung auszudrücken – wenn wir es täten, würde man uns auslachen.

Obwohl die Muskel-Zorn-Gleichung Ärger verursacht, besonders wenn sie mit dem Kampf der Geschlechter darum, wer

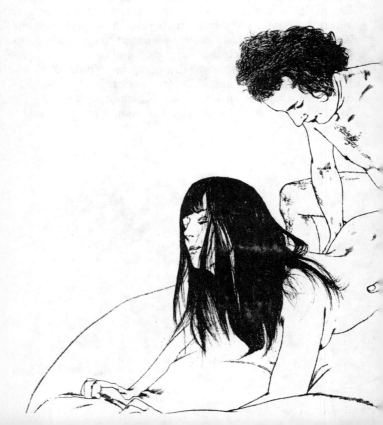

der Stärkere ist, zusammenhängt, ist doch das Lernen der sexuellen Muskelsprache eine Hilfe und kann durch die Intensität der Steigerung, die sie verschafft, sehr verstärkt werden. Autoren psychiatrischer Werke, die heftige körperliche Betätigung beim Geschlechtsverkehr als verdeckten Sadismus werten, verwechseln Tätigkeit mit Feindseligkeit. Echter Sadismus – Selbstbestätigung durch Verletzen oder Demütigen von jemand anders – ist fast sicher ein Teil dieser normalen Assoziationsfolge, die ziemlich mißglückt ist.

Manche Menschen müssen andere Techniken anwenden, zum Teil wegen der Symbolismen, die Muskelsprache für sie erzeugt. Wirklicher Kampf, wenn er kontrolliert ist, bringt viele Männer in Erregung (siehe unter »Ringen«), und weil fruchtlose Bewegungen wirkungsvoll sind und an sinnliche Kindheitserfahrungen erinnern, könnte es der Fall sein, daß sie oft wünschen, die Frau wäre stärker. Fesselung (d. h. jemand so fesseln, daß die Muskelspannung möglichst stark ist, sie sich aber nicht bewegen oder losmachen können) ist eine andere

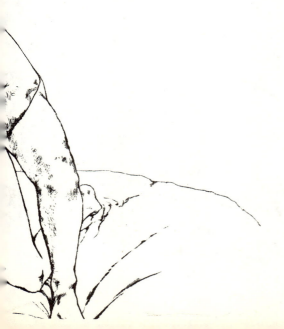

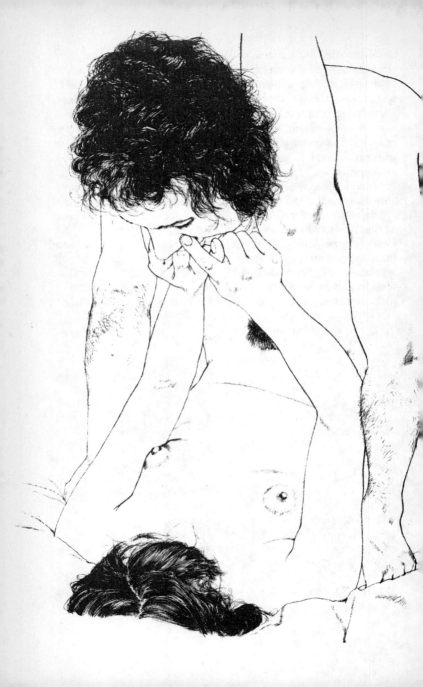

traditionelle Methode und die einzige, welche die Spannung ganz bis zum und noch während des Orgasmus selbst aufrechterhält; während des Ringens können Sie keinen Orgasmus haben. Sachkundig ausgeführt kann sie einem Mann einen Orgasmus bringen, an dem fast jeder Muskel des Körpers beteiligt ist, und der ihn, wie ein Gewährsmann sagte, dazu bringt, sich »wie ein einziger Riesenpenis zu fühlen« – ein psychoanalytischer Bonus, der wahrscheinlich zur Beliebtheit des Fesselns beiträgt.

Das gilt nur für einige der komplizierteren Stellungen, die engen Ellbogendruck geben. Paare, die einander nominell fesseln, um ihr Vorspiel aufzuheizen, führen hauptsächlich ein Schwächer-Stärker-Spiel aus (siehe unter »Aggression«), und Frauen, denen das Gefesseltwerden Spaß macht, lieben gewöhnlich auch die Dramatisierung der Hilflosigkeit. Das ist der andere Fall einer Sexualtechnik, die aus symbolischer Bedeutung, der körperlichen Effekte wegen oder (gewöhnlich) aus beiden Gründen gespielt werden kann. Auf der körperlichen Ebene kann eine wirklich erfahrene Frau bei einem Mann einen Orgasmus in allen Muskeln erzielen, wenn sie ihn richtig fesselt. Die Muskelreaktion ist stärker als bei normalem Geschlechtsverkehr, so heftig er auch sein mag, weil die Bewegungen ins Leere gehen oder in allen Richtungen gleich stark sind und er seine volle Kraft anwenden kann. Es läßt sich denken, daß dies erklärt, was Dalila dem Samson antat. Beachten Sie nach dem, was wir gesagt haben, daß Ringen und Fesselung als sexueller Zusatz von manchen ängstlichen Menschen als gewalttätig, aggressiv oder sadistisch gewertet wird und sie einschüchtert (oder fasziniert). Sie haben viel mehr mit dem Körperbild zu tun.

Im anderen Extrem ist völlige Muskelentspannung (bei beiden Geschlechtern) sexuell und enthält keinen für den Menschen alarmierenden Symbolismus, weil sie eine Erklärung völliger Nicht-Aggression ist. Dennoch kann sie bei Männern, die den Trick lernen, einen Orgasmus im ganzen Körper erzeugen, wenn auch seltener als Spannung, weil sie keine positive Anstrengung ist und künstlich nicht gesteigert werden kann. Wirklich gute Massage kann sie herbeiführen. Es ist bemerkenswert, daß die sexuellen Kontakte, welche auf längere Massage folgen (siehe unter »Massage«), intensiv, aber oft für den Betrachter eher inaktiv sind, wenn die Massage richtig durchgeführt wurde. Sogar die Betätigung am Penis oder an der Klitoris bleibt Massage, nicht Masturbation, da der Muskeltonus anders ist. Das Gefühl ist zwar ebenso intensiv, aber anders geartet, und, wenn gut vorbereitet, allgemeiner. Für den Mann kommt es dem weiblichen Modell viel näher und sollte möglichst erlebt werden. (Es könnte sein, daß der männliche Orgasmus nicht so allgemein ist wie der der Frau, nicht nur weil Männer sich auf den Penis konzentrieren, sondern weil sie sich auf ihre Muskeln konzentrieren.)

Auch Frauen benutzen ihre Muskulatur bei Geschlechtsverkehr und Orgasmus, es sind jedoch hauptsächlich die Becken- und Schenkelmuskeln, allerdings kann auch der Rücken einbezogen sein. Sie haben die Möglichkeit, das zu pflegen (insbesondere die Becken-Innenbewegungen, die man lernen kann) und an einem Muskelorgasmus nach Männerart teilzuhaben, wenn sie wollen.

Im Gegensatz zum Volksglauben sind mächtige Muskeln bei einem Mann üblicherweise nicht erregend für Frauen, so wenig wie riesige Geschlechtsteile. Muskeln sind, wie Genitalien, wahrscheinlich ein männliches Dominanzzeichen, was den Kult des *Bodybuilding* erklärt, der die Zeit mancher Männer ausfüllt. Der »120-Pfund-Schwächling« in diesen Bodybuilding-Annoncen, der am Strand von einem Rowdy eingeschüchtert wird, macht den Kurs, und dann schlägt er den Rowdy zusammen: das hat eine biologische Grundlage im männlichen Denken. In der Annonce begeistert seine neu errungene Aggressivität seine früher enttäuschte Freundin: das ist aber eine Männerphantasie, da bei den meisten Frauen der Erfolg bei einer Rauferei nicht sehr hoch eingeschätzt wird. Die einzigen Muskeln, die für Frauen eine wichtige Auslösungsrolle spielen, scheinen die männlichen Hinterbacken zu sein.

Bei Homosexualität zwischen Männern sind sowohl Muskelkraft wie Genitalgröße Reizmittel, denn da sind es eben die männlichen Dominanzsignale, die erotisiert werden.

Ringen

Ringen ist sexuell erregend. Es gibt viele Menschen beiderlei Geschlechts, die durch Zuschauen bei Profikämpfen – oder bei Affen, die in England an Sonnabenden im TV zu sehen sind – erregt werden. Die meisten von uns versuchten in der Jugend mit dem anderen Geschlecht zu ringen; viele Liebende ringen gern. Hier ist der Haken, daß es bei den meisten Paaren kein gleichwertiges Match ist – als Kind konnte man das durch Altersunterschied überwinden, aber die vielen Männer, welche durch das Ringen mit einer Frau gereizt werden, die ebenso stark oder stärker ist als sie, haben vielleicht Probleme bei der Wahl einer Gefährtin, denn wünschenswerte Ringkampfpartnerinnen sind in anderer Hinsicht nicht unbedingt die beste Gemeinschafts- oder Sexualwahl. Sogar nicht-sexuelles Ringen führt zu Penis- und Brustwarzenerektion, zumindest zu Halbsteifheit bei den meisten jungen Erwachsenen, was die antiken Künstler wußten.

Wenn es Ihnen nichts ausmacht, daß der Mann meist siegt, gut und schön. Nicht zu beißen, zu kratzen oder zu treten ist eine vernünftige Regel, wenn man sexuell erregt bleiben und nicht verletzt werden will, aber das ist eine Benachteiligung für die Frau. Wenn sie gewinnen oder er manchmal verlieren soll, muß man ihn benachteiligen – die Ringerprinzessin in den Arabischen Nächten konnte Männer durch Magie besiegen, also erklären Sie sich mit Ihrer eigenen Magie einverstanden. Oder machen Sie daraus ein Nummernspiel – nach drei Niederlagen hat sie das Recht, ihn gefangenzunehmen und eine eigene Fesselungsszene in Gang zu bringen. (Siehe unter »Muskeln«). Albern? Nicht mehr als andere Kinderspiele: manche Paare haben keine Beziehung zum Ringen, oft weil sie es nicht versucht haben. Andere betrachten das Liebesringen als Reizmittel und seltsamerweise, wenn man »Ringen« bei seinem üblichen sozialen Wert nimmt – als durchaus zärtlich, eine Dramatisierung von Vertrauen ebenso wie von komplizierten, aber ganz normalen Bedürfnissen, zu überwinden, überwunden zu werden, stärker oder schwächer zu sein oder zu spielen. Kinder erproben im Ringen ihre tatsächliche Kraft, Liebende empfinden Kraftgefühle in den Beziehungen der Geschlechter, die sie nicht wörtlich ausdrücken können, die aber ihr Identitäts- und Beteiligungsgefühl vertiefen. Weniger stark zu sein als eine Frau, ist manchmal für sehr starke Männer wichtig, und gelegentlich stärker zu sein als ein Mann, veranlaßt Mädchen, einen Teil der Männerrolle zu übernehmen.

Lassen Sie das Ringen nie ausarten, hören Sie damit auf, wenn es gröber wird, als beide es wünschen, tun Sie es nicht, wenn es sinnlos scheint oder Sie abkühlt, aber versuchen Sie es – in vernünftigem Rahmen –, wenn der Gedanke Sie reizt. Wenn es klappt, wird das zärtliche Element genügen, um Unfälle zu verhüten. Sogar wirkliche Kämpfe können so enden – siehe der wunderbare Kampf in dem Film *A Touch of Class* in einer sehr gut beobachteten Szene dieser Art.

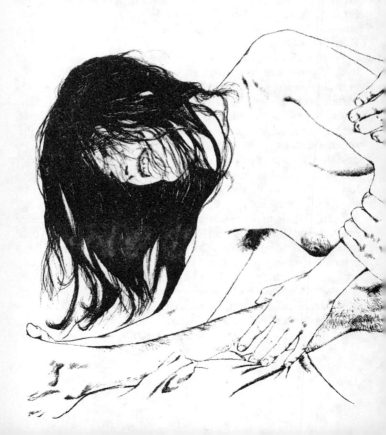

Seelenkraft

Es muß die älteste menschliche Überzeugung und Sorge sein, daß andere (Schwarze, wenn man weiß ist, Weiße, wenn man schwarz ist) größer gebaut, potenter und allgemein tüchtiger im Sex sind als man selbst. Es wäre tatsächlich recht seltsam, angesichts der Verschiedenheit der Menschen, wenn alle Schwarzen bei irgend etwas besser oder schlechter wären als Weiße, ausgenommen vielleicht das Verstecken in einer dunklen Nacht; aber Menschen neigen zu albernen Rasseverallgemeinerungen. Der alte Hut von der Genitalgröße ist gleichfalls Unsinn. Wahrscheinlich stammt er von Zusammentreffen

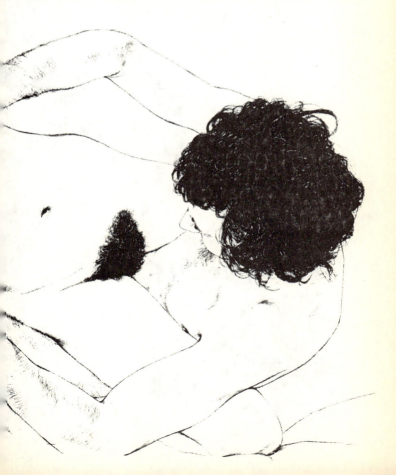

mit Afrikanern in einem heißen, feuchten Klima, wo der Penis im Ruhezustand nicht durch Kälte einschrumpft, die unerschrockenen Forscher bekleidet waren und ihre eigene »Ausrüstung« nicht sehen konnten. Derartiger Unsinn ist für Schwarze und Weiße gleichermaßen beleidigend.

Worin die Schwarzen beiderlei Geschlechts zweifellos sexuell überlegen sind, ist der Umstand, daß die Schwarze Kultur ihr Körpergefühl nie so verloren hat wie die Weiße und physisch nicht gehemmt ist. Ihre Körpersprache ist viel freier, und deshalb sind viele Schwarze im Sex besser als ängstliche Weiße,

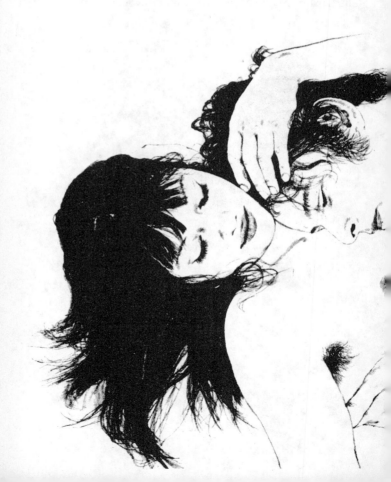

aus dem gleichen Grund, weswegen sie viel besser tanzen. Ein gewisses Maß an *soul,* Rhythmus und Körpergefühl, ist etwas, das wir anderen dringend wieder lernen sollten.

Sprache des Herzens

Sie hat nichts zu tun mit rosa Schleifen oder Franz Lehar. Der wahrscheinliche Grund dafür, daß das Herz der traditionelle Sitz von Gefühlen ist, liegt darin, daß sein Schlagtempo mit der

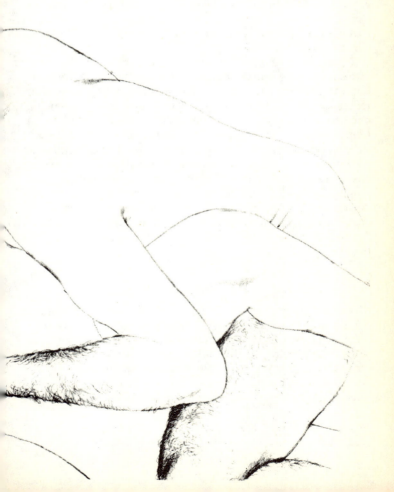

Erregung steigt. Das ist nur bei engem Kontakt oder für den eigenen Herzschlag erkennbar, aber der Herzschlag der Mutter ist ein programmiertes Signal ihres Erregungszustandes für ein an der Brust liegendes Baby (siehe unter »Babys«). Zwischen Partnern funktioniert Ihr eigener Herzschlag und der des Partners als Erregungssignal – dieses und auch Kindheitserinnerungen erklären vielleicht, warum herzschlagähnliches Trommeln in der Musik erotisch ist (das Schicksalsthema in »Carmen«, der Baß in Roberta Flacks »The First Time Ever«).

Die meisten Liebenden zielen aufrichtig auf Herz-an-Herz-Kontakt ab, oft in der kindlichen Kopf-an-Brust-Haltung, so steigert der sich beschleunigende Herzschlag beim Sex die Erregung, und das Abklingen beim Abschwellen der Erektion wirkt beruhigend.

Der Herzschlag beim Orgasmus kann bei beiden Geschlechtern ein Tempo wie in der Leichtathletik erreichen, hervorgerufen sowohl durch Erregung wie durch Anstrengung. Es scheint jedoch sogar für Menschen mit Herzproblemen wie Angina pectoris oder Arhythmie die am wenigsten riskante Form von Leibesübung zu sein – verglichen mit erregungslosem Stiegensteigen, verursacht es selten Schmerzen in der Herzgegend oder Extrasystolen, vermutlich weil sich die Kranzgefäße im voraus ausdehnen. Bett-Todesfälle sind scheinbar viel häufiger auf Angstgefühle zurückzuführen als auf tatsächliche körperliche Anstrengung, weil sie gewöhnlich nicht in der vertrauten ehelichen Umgebung vorkommen – sondern viel öfter bei dem, was gemeinhin als »Verhältnis« bezeichnet wurde.

Stellungen

In dem Buch *Joy of Sex* haben wir uns mit ihnen nicht besonders befaßt, weil sie in der ganzen Geschichte immer eine fixe Idee der Sexbücher waren. Erfahrene Paare haben gewöhnlich ein ganzes Repertoire bereit, finden jedoch durch Versuch und Irrtum heraus, welche davon angenehme Empfindungen verursachen und bleiben bei diesen. Sie gehören zur Körpersprache im Sex, und nicht jede damit verbundene Erfahrung ist einfach

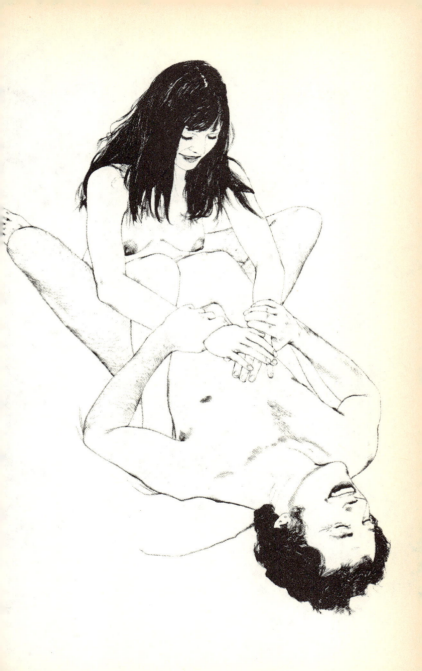

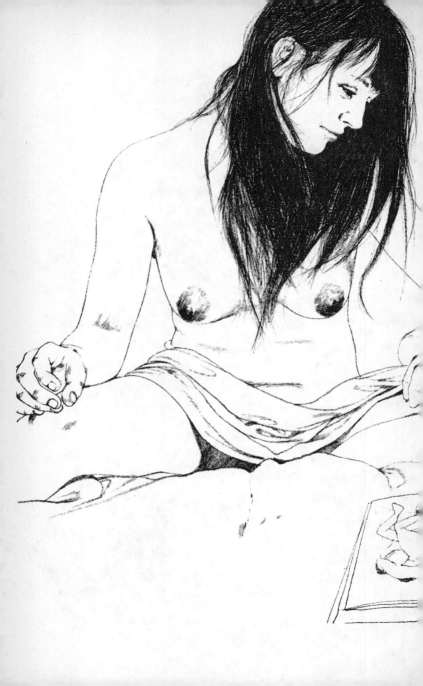

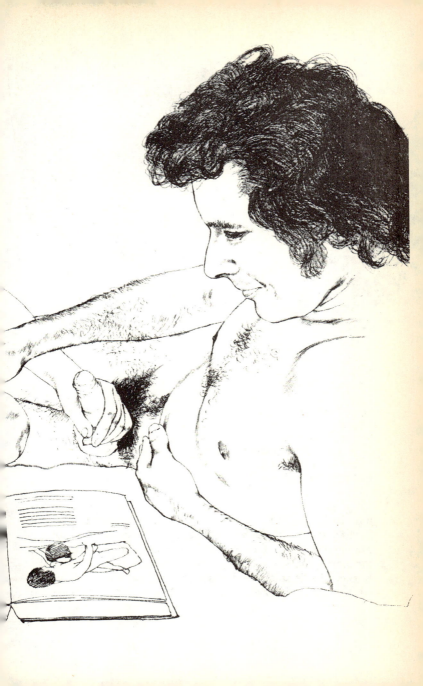

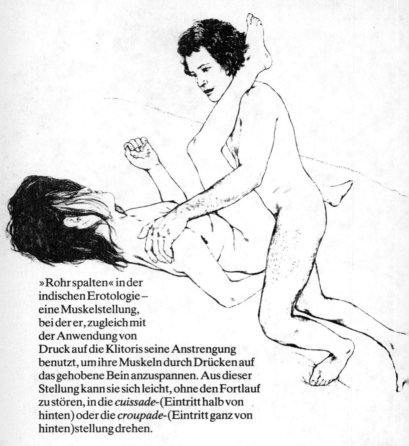

»Rohr spalten« in der indischen Erotologie – eine Muskelstellung, bei der er, zugleich mit der Anwendung von Druck auf die Klitoris seine Anstrengung benutzt, um ihre Muskeln durch Drücken auf das gehobene Bein anzuspannen. Aus dieser Stellung kann sie sich leicht, ohne den Fortlauf zu stören, in die *cuissade*-(Eintritt halb von hinten) oder die *croupade*-(Eintritt ganz von hinten)stellung drehen.

ein Ergebnis harmonierender Genitalien. Die Missionarstellung ist zu Recht beliebt: Sie hat Vorzüge für den Körper, ist flexibel und betont die Vertrautheit, allerdings die Vertrautheit mit dem Mann als stärkerem oder oben liegendem Partner. Die Partnerin wird vielleicht mehr oder anders erregt, wenn sie die stärkere Rolle spielt (und in der oberen Lage ist sie tatsächlich stärker, da sie mehr Kontrolle hat). Manche Menschen werten

Sex von hinten als animalisch – ihrer Ansicht nach ist es schlecht, dem Partner nicht in die Augen zu blicken (die von den meisten beim Herannahen des Orgasmus ohnedies geschlossen werden). Aber vielleicht ist das Von-hinten-Genommenwerden ungefähr so, als hätte man verbundene Augen; man kann den Mann nicht sehen, er wird zu einem Fremden, und das kann erregend sein; es wird dabei auch die ganze Schamleiste gereizt. Man kann es aus einem dieser beiden oder aus beiden Gründen lohnend finden. Das Zuwenden der Hinterbacken ist eine Einladungs- und/oder Unterwerfungsgeste der Primaten, und auch das kann als Reizmittel wirken.

Ganz abgesehen von der Bedeutung und der physischen Wirksamkeit verschiedener Stellungen für Menschen verschiedener Gestalt, versuchen gute Liebende sie mitunter als Sequenz wie Tanzen, nicht für einen raschen Orgasmus oder eine regelmäßige Liebesbetätigung, sondern als Abwechslung. Durch sie können sie die verschiedenen körperlichen Betonungen und die verschiedenen Spiele auskosten, die als Dauererlebnisse dramatisiert werden – Geliebter-Fremder, stärker-schwä-

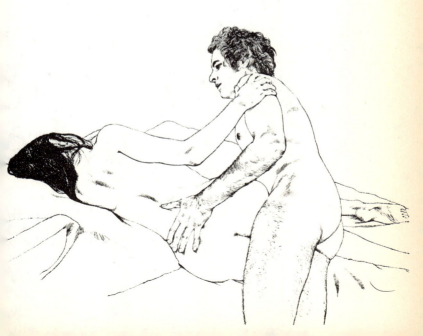

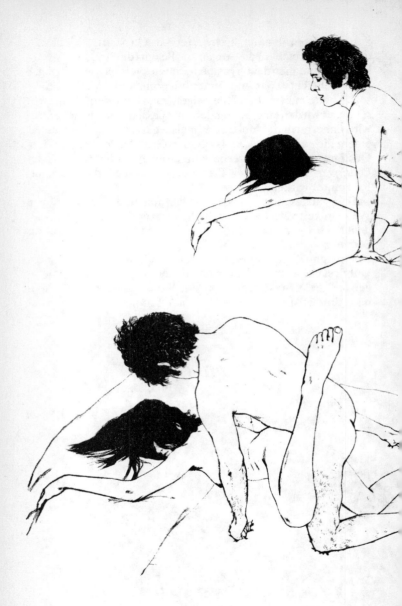

Eintritt von hinten ist eine ganze Szenerie. Die Kniend-Liegend-Stellungen, bei denen die Hüften der Frau erhöht sind, ergeben sehr tiefes Eindringen und Kontakt mit ihrer ganzen Dammgegend

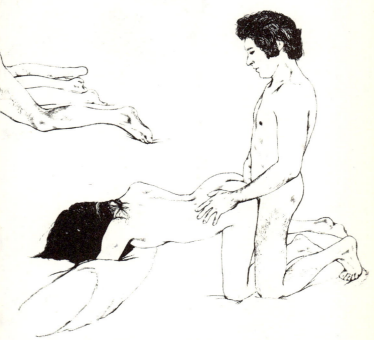

und den Hinterbacken. Sie sind auch sehr geeignet für die Anpassung von Partnern verschiedener Größe. Wenn er nicht genug Reibung bekommt, sollte er seine Penishaut mit einer Hand zurückhalten. Genügend Symbolismen, um ein Buch zu füllen, aber man soll an ihnen Spaß haben. Eintritt von hinten ist auch in flacher oder beinahe flacher Lage möglich, oder Sie können herumspielen und sich akrobatisch vergnügen.

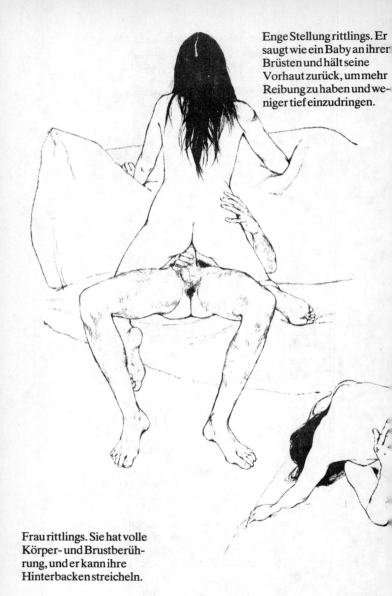

Enge Stellung rittlings. Er saugt wie ein Baby an ihrer Brüsten und hält seine Vorhaut zurück, um mehr Reibung zu haben und weniger tief einzudringen.

Frau rittlings. Sie hat volle Körper- und Brustberührung, und er kann ihre Hinterbacken streicheln.

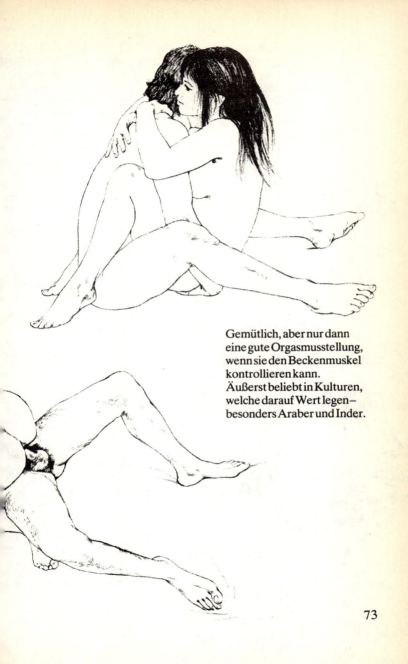

Gemütlich, aber nur dann eine gute Orgasmusstellung, wenn sie den Beckenmuskel kontrollieren kann. Äußerst beliebt in Kulturen, welche darauf Wert legen – besonders Araber und Inder.

Wenn sie sich zurücklehnt
(gewöhnlich sobald sie sich
dem Orgasmus nähert),
bekommen sie ein Höchst-
maß an Muskelspannung.

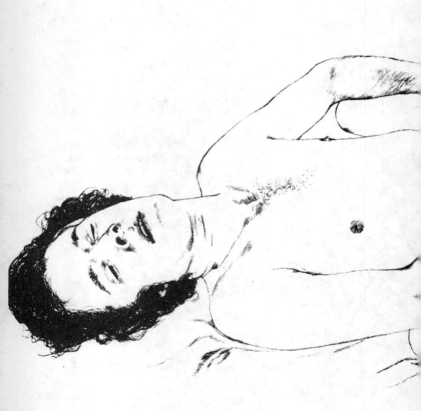

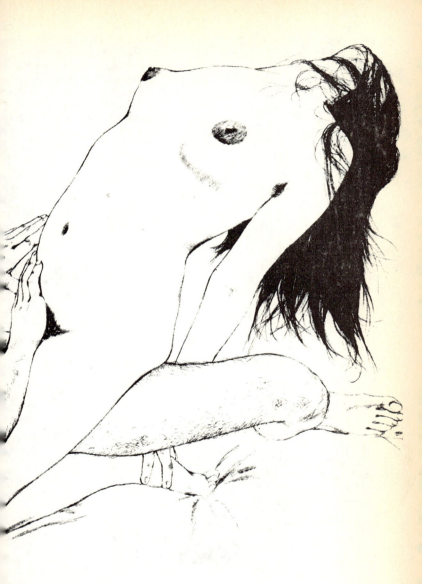

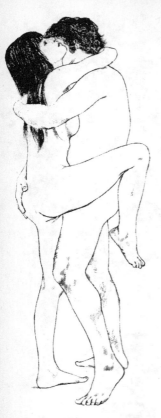

Diese indische Tantra-Stellung ist schwierig, aber versuchen Sie sie, wenn Sie beide die richtige Größe haben. Sie macht Spaß, wenn auch vielleicht eher für Meditation als für Orgasmus.

Weit geöffnet mit vollem Genitalkontakt, aber geringer Eindringtiefe. Ermüdend und ungut für jemanden mit schwachem Rücken, es sei denn, er gibt ihr volle Stütze.

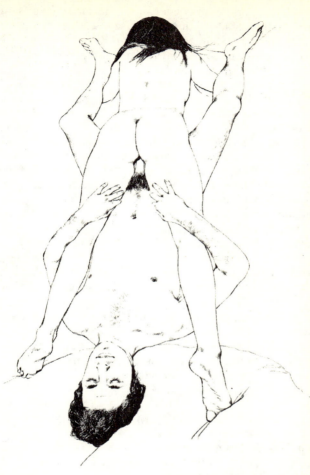

Eine Ruhestellung, zu der man aus jedem gewöhnlichen Eindringen von hinten gelangt, indem man sich einfach hinlegt. Ihre Hinterbacken sind gut zugänglich, und beide können sich genügend bewegen, um die Erektion zu erhalten.

cher, Nehmender-Genommener –, bei denen all ihre Haut-, Muskel- und Genitalreaktionen erforscht werden.

Die bevorzugte Stellung gehört zur Körpersprache, aber kehren Sie das nicht um, indem Sie zum Beispiel annehmen, daß eine oben sitzende Frau von Natur aus herrschsüchtig ist. Es könnte umgekehrt sein, wie bei vielen Spielen, oder vielleicht findet sie einfach, daß sie in dieser Stellung besseren Körperkontakt hat. Ebenso ist ein Mann, der die Stellung von hinten liebt, nicht unbedingt von dem Wunsch erfüllt, mit einem anderen Mann zu schlafen oder Frauen gering zu bewerten. Vielleicht findet er einfach, daß Hinterbacken an seinem Unterleib seine Reaktion verstärken, oder er liebt den Verkehr tief und halbaufrecht. Diese Art von Besorgnis, die auf der realen Sprache des Beischlafs basiert, darf die älteren theologischen Einwände, die sie aus dem Weg räumt, nicht ersetzen. Machen Sie es so, wie es Ihnen Vergnügen bereitet und testen Sie Ihre weiteren Reaktionen durch gelegentliche Zusammenkünfte, die einfach der Abwechslung gewidmet sind – eine Sprache ist nichts wert, es sei denn, man spricht sie ständig, und die psychologischen Obertöne sind einfach Quellen zusätzlicher Stimulierung.

Es wurde gesagt, das Beschreiben von Sexualstellungen sei so ähnlich, als wolle man jemandem erklären, wie er einen Liegestuhl aufstellen soll. Wir zeigen eine Reihe davon (die Sie vielleicht gar nicht gemeinsam ausführen wollen oder können) mit ein paar Bemerkungen für jede.

Technik

Haben Sie keine Angst vor Technik – »Sex auf eine Sache der Technik zu reduzieren« und so weiter und so fort. Sex befaßt sich mit totaler Körperkommunikation zwischen Menschen, die einander zugetan sind. Wenn Sie sich ganz auf die Technik konzentrieren, angeben wollen oder glauben, daß Ihre spezielle Zungen- oder Fingerarbeit, weil sie jemanden fasziniert hat, auch jemand anders faszinieren wird, übersehen Sie etwas: es gehört zum Verständnis (das Wichtigste für Zärtlichkeit), daß man die Reaktionen des anderen zu lesen versteht und weiß, was man tun soll und was man nicht tun darf, ebenso wie man seine eigenen Bedürfnisse dem anderen begreiflich macht. Wenn Sie aber nicht wissen, wie der Körper erforscht werden kann – nicht bloß theoretisch, sondern praktisch –, fehlt Ihnen die Ausrüstung, mit der Sie sich anpassen können.

Diese Anpassungsfähigkeit ist eine der Anwendungen von Techniken. Die meisten Bücher werden geschrieben, als wären die Menschen moralisch und physisch eine endlose Reihe identischer Zwillinge. In Wirklichkeit sind nicht zwei einander gleich. Einen neuen Partner muß man erforschen, und es ist möglich, daß Sie zum erstenmal Bedürfnisse kennenlernen, von denen Sie noch nichts wußten. Mit einem ständigen Partner kommt die Technik richtig zur Geltung, denn Sie können mit leichterer und ständiger Kommunikation einen Teil Ihrer Liebesbetätigung dazu verwenden, alles zu perfektionieren, was Ihnen beiden Freude macht – Ihre Hand- und Mundtechniken völlig den Wünschen anpassen, Stellungen und dergleichen gründlich ausprobieren.

Es ist nicht gefühllos, das systematisch zu tun, die Hälfte Ihrer Liebesbetätigung dafür zu verwenden und den Rest spontaner

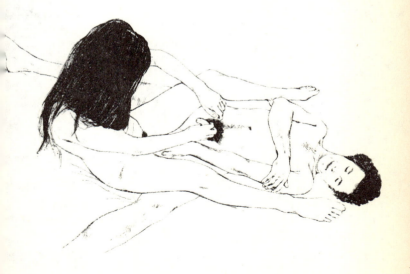

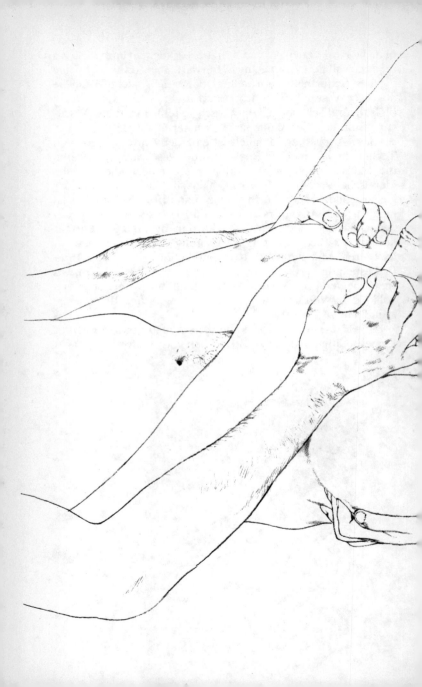

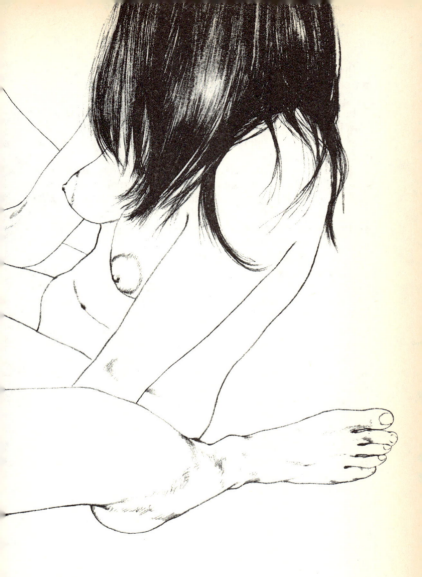

Eingebung zu überlassen, indem Sie zum Beispiel, wann immer es Ihnen behagt, eine »Nationale Woche für Einführung von hinten« oder eine »Nationale Woche für die Frau oben« proklamieren und nach Empfindungen suchen, die Sie noch nicht hatten. Manches davon wird Ihnen nichts bringen, aber schreiben Sie es nicht ab, bevor Sie sicher sind, daß es nicht Unerfahrenheit, sondern eine Vorliebe anderer Art ist, weshalb es Ihnen nicht behagt. Halten Sie beide intelligent Ausschau nach Liebesgaben für den anderen – das können auch Dinge sein, die Sie von anderen lernen, aus Büchern oder auch durch aktive erotische Phantasie. Wechseln Sie nicht ständig um des Wechselns willen, aber lassen Sie den Sex nicht zur Routine werden, sonst könnte er aufhören, sowohl gegenseitige Erforschung der Körper als auch Kommunikation zwischen Ihnen zu sein. Die Reichweite der Haut-, Muskel-, Genital- und Oralempfindungen, die allen Launen und Bedürfnissen eines guten Paares angemessen sind, ist nahezu unerschöpflich; wenn Sie sie wirklich ausgeschöpft haben, müssen Sie wieder von vorne beginnen.

Eine Rechtfertigung dafür, daß man manchmal eine Dreiergruppe bildet oder den Partner tauscht, liegt darin, daß es dieses Gefühl fortgesetzter Erforschung auffrischt. Führen Sie es so durch, daß Sie alles schnell, fachmännisch, nicht unbeholfen und ohne Hemmungen und Enttäuschungen tun können, aber (insbesondere wenn Sie ein Mann sind) nicht mit einem Anstrich, der glatte Routine bekundet. Diese Sensibilität vorausgesetzt, werden nur durch und durch sentimentale Menschen die Technik ablehnen. Meist sind es Leute, die keine haben, mit enttäuschten Partnern, die jede Hoffnung fallenließen.

Am Anfang von gutem Sex steht das Wissen darum, welche Hilfsmittel manche Menschen reizen, und die ungefähren Gründe dafür. Wenn Sie mehrere Partner haben, müssen Sie mit dieser Kenntnis beginnen und können sie in der Praxis überprüfen. Wenn Sie einen Partner haben, können Sie Teile davon überprüfen – starke Hautreaktion, starke Muskelerotik, ob er auf orale Betätigung reagiert und so fort – und sich entsprechend konzentrieren. Aber halten Sie die anderen

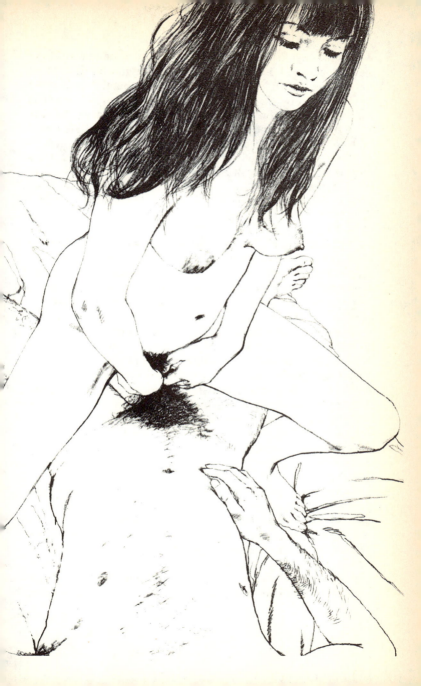

Möglichkeiten in Reserve. Wenn sich jemand seiner Muskeln bewußt wurde, könnte er sich nun als Ausgleich seiner Haut bewußt werden und umgekehrt. Die Sexphantasien, die wir haben und freiwillig anbieten, stellen Teile unseres Selbst dar, und ein Gutteil von schöpferischem Sex liegt darin, daß wir andere freilegen und entwickeln. Deshalb bleiben Sie beide nicht bei bekannten Neigungen, es sei denn in Situationen, in denen Sie sich gehen lassen. Das sollten Sie oft tun, aber dazwischen auch bewußt experimentieren.

Zuschauen

Anderen Menschen bei einem Sexualakt zuzusehen, ist für viele Paare nicht nur aufregend, sondern auch ungeheuer lehrreich (siehe unter »Gemeinsamkeit«). Sex ist ungefähr die einzige Gemeinschaftsfertigkeit, die wir nicht durch Zuschauen lernen; statt dessen hat die »graue« Gesellschaft Normen von Anstand und Heimlichkeit erstellt, welche besagen, daß Sex selbst verborgen sein muß und daß andere Leute böswillig sind. Das Ergebnis sind Individuen, die sich Sorgen machen, ob ihre Leistung, ihre Methoden und ihr Geschmack normal sind, weil sie keine Möglichkeit hatten, das zu überprüfen und keine Möglichkeit, ihr Spiel durch Beobachtung zu verbessern. Sie können bei einer Zusammenkunft durch Beobachten einiger anderer Paare mehr lernen als aus diesem ganzen Buch. Wenn die anderen nicht mehr wissen als Sie, werden Sie zumindest angeheizt und hinsichtlich Ihrer Fähigkeiten beruhigt; wenn die anderen etwa in der Hautstimulation besser oder beim Spielen schöpferischer sind, gehen Sie hin und tun Sie es ihnen gleich. Gelegentlich lohnt es sich, Filme anzusehen, wenn auch viele Porno-Regisseure und -Schauspieler sich nicht allzusehr vergnügen (beobachten Sie, ob die Männer kräftige Erektionen bekommen und ob die Frauen beim Orgasmus eine Bruströtung aufweisen – das können sie nicht vortäuschen). Aber die Gemeinsamkeit mit wirklichen Menschen ist natürlich besser, und Sie können auch mit ihnen sprechen. Manche Paare ermutigen Freunde, mit ihnen Liebesspiele zu treiben, auch wenn sie nicht »*swingen*« (d. h. die Partner tauschen) wollen, einfach damit alle zuschauen und die Methoden vergleichen können – es ist eine gute Methode, um Erfahrungen im Sexualverhalten zu sammeln. Die meisten Leute, die über Sexualität geschrieben haben, haben noch nie ein Paar beim Geschlechtsverkehr beobachtet – wahrscheinlich auch Sigmund Freud nicht; er hatte keine Möglichkeit dazu. Das ist ein bedrückender Gedanke. Wie viele Bücher über Fußball, die einem genau angeben, wie man spielen soll, wurden von Leuten geschrieben, die in Wirklichkeit nie ein Spiel gesehen haben? Das ist eine gute Frage an eine medizinische Autorität, die sich päpstlich über Sex gebärdet. Wir würden weniger Unsinn vorgesetzt bekommen.

Ja, wir haben Dutzenden von Paaren zugesehen, und vieles von den Erläuterungen in diesem Buch kommt aus unmittelbarer Beobachtung. Aber verlassen Sie sich nicht auf unser Wort darüber, probieren Sie es aus, und ziehen Sie Ihre eigenen Schlußfolgerungen. Sich selbst im Spiegel zu beobachten, ist gut, aber nicht das gleiche – Sie bekommen keine neue Information und keinen Vergleichsmaßstab. Sextechniken sind so verschieden wie Menschen – der meiste Unsinn in früheren Büchern hätte einfach nicht einmal die mindeste direkte Beobachtung überdauern können. Beobachten und Beobachtetwerden ist aufregend, nett und ermutigend – nicht zudringlich oder peinlich.

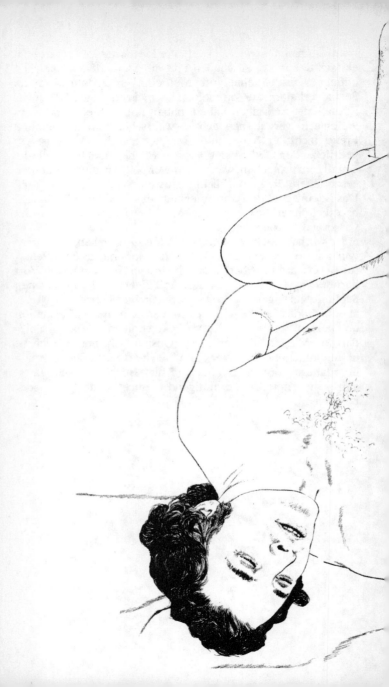

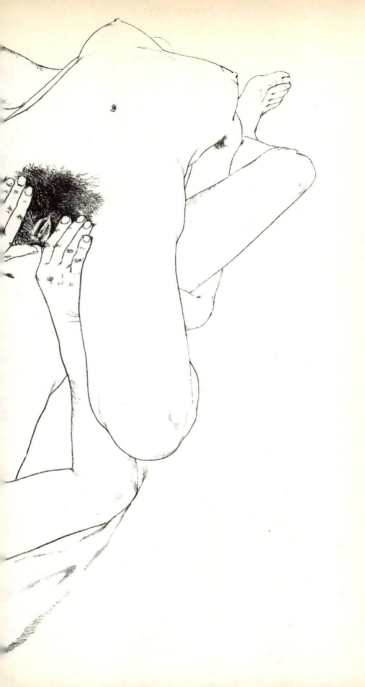

Seine und ihre Rolle

Aggression

In unserer Kultur fürchten sich die meisten Menschen vor Aggression. Es klingt wie etwas, das die Vereinten Nationen veranlassen wird, Napalm auf uns abzuwerfen, und wir, insbesondere Frauen, sind dagegen indoktriniert. Es werden Symposien von Medizinern und Sozialfürsorgern darüber abgehalten, wie man damit fertigwerden soll. Es ist faktisch das am nachlässigsten verwendete Wort in der Sozialwissenschaft, und das besagt eine ganze Menge. Zu verschiedenen Zeiten und im Mund verschiedener Menschen bedeutet es wenigstens drei Dinge.

Das erste davon ist Feindseligkeit, der Wunsch, jemanden zusammenzuschlagen. Wahllos Menschen zusammenzuschlagen, mit Händen oder mit Bomben, ist offensichtlich eine schlimme Sache, aber wir brauchen uns des rein im Privatleben empfundenen Wunsches nicht zu schämen, wenn er vernünftig ist. Alle Liebenden wollen einander manchmal schlagen. Auf die Frage, ob sie jemals an Scheidung gedacht hätten, antwortete ein seit langem verheiratetes Paar: »An Scheidung nie – an Mord oft.« Das ist völlig normal.

Die zweite Bedeutung ist Selbstbehauptung, der Wunsch nach Einwirkung auf die Umgebung – wie ein »aggressiver« Verkäufer oder ein »Einsatz« in der Musik. Ersteres und letzteres werden nicht nur in Worten, sondern auch in der Haltung verwechselt. Wenn junge Leute das Gefühl haben, daß sie von granitharten Behörden unterdrückte Nullen sind, attackieren sie Leute und verursachen Sachschäden ebensosehr um der Wirkung willen wie aus Feindseligkeit. Frauen der frühen Emanzipationsbewegung hatten das Problem, daß man zwar von Männern als männliche Leistung erwartete, sie sollten im zweiten Sinn aggressiv sein und im ersten Sinn nur um die

Wirkung zu unterstützen, daß aber alle Versuche von Frauen, im zweiten Sinn aggressiv zu sein, als Aggressivität im ersten Sinn aufgefaßt und niedergeschlagen wurden. Es gibt natürlich einen biologischen Zusammenhang insofern, als die erste Bedeutung oft die Unterstützung ist, wenn die zweite, welche alle außer den schüchternsten Menschen brauchen, enttäuscht wird.

Es gibt auch eine dritte, mit beiden verwandte Komponente: Dominanz. Dies ist ein zoologischer Begriff für ein Verhalten, durch welches oft Tiergemeinschaften gelenkt werden, bei denen manche Individuen sich anderen, dominierenderen unterwerfen und so eine »Hackordnung« bilden, und das verursacht noch mehr Verwirrung in den Begriffen. In bezug auf den Menschen bedeutet Dominanz grundsätzlich die Fähigkeit, selbstsicher und furchtlos mit anderen Individuen in Beziehung zu treten und intuitiv und durch das Lesen nonverbaler Signale zu wissen, welche Rolle man ihnen gegenüber zu spielen hat. Es hat absolut nichts, weder sozial noch in einem sexuellen Silbenrätsel, mit »Dominieren« zu tun. Menschen, die Stiefel und knallende Peitschen brauchen, stehen nicht in vertrauensvoller Beziehung zu anderen; sie benötigen eine ganze Reihe von Requisiten, um überhaupt in eine Beziehung treten zu können. Das gleiche gilt, wenn das Dominieren echt ist, für soziales oder häusliches Prahlen.

Eine vorherrschende Theorie über aggressive Feindseligkeit besagt, daß man sie wie Abfall aufstapeln und dann und wann abladen kann. Es ist keineswegs sicher, daß das der Fall ist; aber es gibt etliche Therapien, die darauf beruhen, daß man Leute ihre aufgestaute Feindseligkeit an billigem Geschirr, Gummipuppen oder dadurch entladen läßt, daß sie mit Kissen oder Batakas aufeinander losschlagen. Natürlich kann ein Mensch mit niedriger Dominanz (oder jemand in einer heiklen Situation), der dem Ehepartner oder Chef seinen Zorn nicht zu zeigen wagt, hingehen und der Katze einen Tritt versetzen, aber das ist weniger ein Prozeß des Aufstauens als ein Weitergeben des eigenen Grolls auf der Dominanzlinie nach unten. Aufundabspringen oder Zerschlagen von Gegenständen sind typisches Schimpansenverhalten und stellen den nonverbalen Ausdruck dessen dar, was wir selbst nicht zu sagen wagen (ein direktes Bild des Schimpansenverhaltens bietet Ihnen ein Fußballer, der soeben einen Paß verschossen hat; vergleichen Sie damit den Ausdruck »bebend von Zorn«). Wahrscheinlich hilft uns das Prügeln von Puppen und das Schlagen mit Batakas, indem es uns lehrt, uns vor unseren eigenen Gefühlen nicht zu fürchten.

Maslow, der Dominanz und Sexualität bei Frauen studierte, teilte die Dominanz in Fühlen (Selbstachtung) und Status (mehr oder weniger stark oder zulänglich sein als jemand anders). Die einzige Beziehung zwischen hoher Dominanz und Aggression besteht darin, daß Menschen mit einem hohen Niveau an Selbstachtung weniger Hemmungen haben, ihren Zorn auszudrücken, wenn sie ihn fühlen – andere bleiben still, aus Furcht vor den Folgen. Hohe Selbstachtung bei Maslows Frauen ging Hand in Hand mit Ablehnung der von Männern diktierten weiblichen

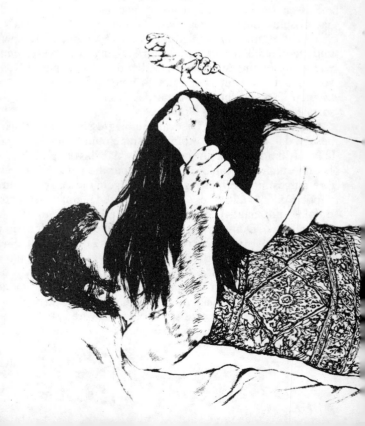

Eigenschaften wie Schüchternheit, Unterwürfigkeit, Religiosität und konservativen Grundsätzen und mit großem Vergnügen an echt weiblichem Sex-Orgasmus, ebenbürtigen Beziehungen, Experimentieren. Frauen mit hoher Dominanz hatten auch eine positive Einstellung zum Sex im allgemeinen, hatten keine Angst davor, oben zu sein, nicht weil sie wollten, daß der Mann unten lag, sondern weil es ihnen auf diese Weise gefiel. Wo beide Partner diese hohe Selbstachtung besaßen, schrieb Maslow, »wird jeder Aspekt von Sex und Sinnlichkeit eifrig, begeistert akzeptiert und angenehm betrachtet ... Experimente aller Art werden gemacht, alle Sexualakte werden eher als ›Spaß‹ denn als ernste Angelegenheit angesehen. Sehr oft gab es in einer Ehe zwischen Menschen hoher Dominanz Erfahrungen jeder Form sexuellen Verhaltens, wie es den Psycho-Pathologen und auch den Sexologen bekannt ist ... Diese Akte (Analverkehr, homosexuelle Kontakte, Oralsex, Exhibitionismus, Gruppensex u. a.) haben keine pathologische Tönung und sind auch keineswegs pathogen ...« Mit anderen Worten, ein Paar mit hoher Dominanz versucht alles einmal und findet Vergnügen an allem, als Spaß und ohne Furcht.

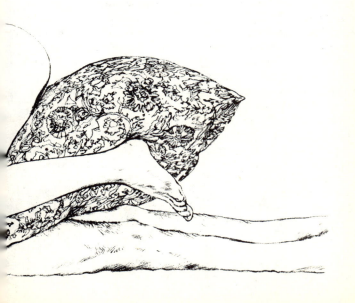

Großartig, wenn Sie es tun können, aber es gibt nicht nur – und das muß auch nicht so sein – Menschen mit hoher Dominanz. Selten sind beide Hälften eines Paares, sexuell und in anderer Hinsicht, gleichermaßen selbstsicher. Es macht nichts aus, wenn es einen stärkeren Partner gibt, und es wird wohl nicht immer ein- und derselbe in allen Situationen der Stärkere sein. Es kommt darauf an, daß diese beiden, während die Person mit hoher Dominanz lernen kann, abzulehnen und gelegentlich zärtlich zu sein (und sich einen ganzen Sektor sexueller Erfüllung entgehen ließe, wenn sie es nicht täte), die einzigen sind, die aus spielerischem Sex das Beste herausholen. Da ein Großteil der Menschen durch Ängste, Besser-nicht-Gefühle und den Versuch, Liebe eher als Bindemittel denn als Experiment zu verwenden, in der Fähigkeit zu Sinnlichkeit gehemmt ist, kann das Training in vernünftiger Selbstbehauptung (Aggression in der zweiten Bedeutung) ihr Sexualleben verbessern, und die Art von Gourmetverhalten gegenüber dem Sex, die wir beschrieben haben, kann ihre Fähigkeit zur Selbstbehauptung unterstützen. Menschen mit sehr niedriger Dominanz, die unterdrückt wurden, können reagieren, indem sie die Selbstbehauptung übertreiben und zu napoleonischen Tyrannen werden. Gewöhnlich zeigt sich das, weil auch ziemlich viel Feindseligkeit daran beteiligt ist (Aggression in der ersten Bedeutung).

Auch die Arten des Sexualspiels sind wichtig. Frauen mit niedriger Dominanz werten die Stellung, bei der sie oben sind, und anderes, wie etwa den Finger-Klitoris-Orgasmus, als »nicht zärtlich«; man sollte ihnen raten, diese Dinge öfter zu versuchen. Manche mögen Spiele, die aggressiv wirken, sei es, weil sie sich an dem Selbstvertrauen, alles zu versuchen, erfreuen, und zwar in vollem Bewußtsein, es zu haben, sei es, weil es ihnen hilft, ein Selbstvertrauen zu dramatisieren, das sie nicht besitzen. Manche werden dadurch so verwirrt, daß sie ganz unfähig sind. Übertreiben Sie andererseits die symbolische Interpretation von Reizmitteln nicht. Für die meisten Leute, denen Ringen, Fesselung, vorgetäuschte Notzucht und andere nicht grausame und ungefährliche »Aggressionen« Spaß machen, sind sie gar nicht aggressiv, auch nicht nur symbolisch, sondern hängen ganz einfach von dem pikanten körperlichen Reiz ab, wobei es auch einen Zusammenhang mit Kindheitsvorstellungen von Sexrollen geben kann. Oft genug ist die Dramatisierung nicht Aggression, sondern Vertrauen und das Überwinden der Idee, daß das andere Geschlecht ziemlich gefährlich sei.

Man hat auch festgestellt, daß Frauen mit einer Vorliebe für sadistisch aussehende Spiele, in denen sie eine den Mann dominierende Rolle spielen, oft nicht sadistisch im korrekten Sinn sind, indem sie daran Vergnügen finden, jemandem weh zu tun oder ihn zu demütigen. Sie probieren einfach die konventionelle, unechte, überaggressive Rolle des Mannes aus, um zu sehen, wie man sich dabei fühlt, und um zugleich mit dem Gefühl zu experimentieren, der stärkere Partner zu sein. Die Idee der Männlichkeit, in der er sie sozial und durch Kraft »dominiert«, ist längst überholt, aber es schadet nicht, in einem sicheren Modell zu sehen, wie man sich dabei gefühlt hätte. Männer, die Dominanz von Frauen aufbauschen, versuchen öfter über den Gedanken hinwegzukommen, daß Frauen grundsätzlich gefährlich sind. Wenn Sie diese Bedürfnisse haben, verbinden Sie sie mit Spiel und wechseln Sie einander ab – sie haben mit Grausamkeit und Feindseligkeit nichts zu tun.

Jedenfalls hat das »Überwältigt-werden« und »Durchbohrt-werden« für Frauen eine biologische Bedeutung, doch Frauen mit hoher Dominanz werten sie als prickelnden Reiz und lassen sich durch sie weder ängstigen noch entwerten. Wenn einer von zwei selbstbewußten Partnern sich bei einer bestimmten Gelegenheit körperlich unterwirft, so geschieht es im Interesse des wechselseitigen Orgasmus und wird als Spaß gewertet, nicht als Entehrung; es gehört zu der völlig ebenbürtigen Keilerei, die mit vielen weit sanfteren und beziehungsreichen Momenten durchsetzt ist. Für die Frau ist ein völlig unaggressiver, von Zärtlichkeit besessener Mann, der keine Initiative ergreift, ohne zu fragen, tödlich abkühlend, so wie für ihn eine unaktive Frau, die den Penis nicht anfaßt. Die Versuchung liegt darin, bei einem solchen Partner Feindseligkeit auszulösen, wenn man keine andere Reaktion erreichen kann und ihn aufzustacheln, bis er etwas tut, und sei es nur, daß er schreit.

»Aggression« beim Liebesspiel ist also ein guter Teil des menschlichen Sexrepertoires und nur dann ein Gefahrensignal, wenn sie nicht mehr zu zügeln ist. Was echte Feindseligkeit anbelangt, wird man damit am besten fertig, indem man gleich offen seinen Ärger ausdrückt und danach diskutiert (nicht meckert, trotzt, nein sagt oder Methoden sucht, um abzurechnen) – das heißt, wenn man wirklich erwachsen ist.

Die letzte Eigenschaft von Menschen mit niedriger Dominanz und vielleicht, wie Maslow meinte, die wichtigste ist Unsicherheit. Diese Menschen drücken Feindseligkeit oder Zorn nicht aus, weil sie fürchten, vom Partner abgewiesen oder verlassen zu werden. Weil sie den anderen als Stock zum Emporklettern benutzen, ist es viel zu erschreckend, selbst nur die Möglichkeit in Betracht zu ziehen, sie müßten selbständig beginnen, eine Beziehung könne nicht glücklich bleiben bis in alle Ewigkeit, und sie müßten allein sein. Für diese Menschen ist Dauer ein Fetisch, andere Menschen sind Quellen lebenswichtiger Vitamine, und zur Liebe gehört Besitz oder Annexion.

Das ist ein geschlossener Kreis, wie Sie aus dem, was wir gesagt haben, erkennen werden, weil es die Beziehung in eine Form von Aggression verwandelt: es ist aggressiv (und entwertend), jemanden zu besitzen, ihm Regeln aufzuzwingen und dergleichen. Alle Menschen brauchen andere Menschen. Für Leute mit hoher Dominanz ist Liebe ein Erlebnis zwischen Menschen. Wenn es gut ist, hoffen sie, daß es dauert. Wenn es endet, werden sie Trauer empfinden, aber ihre Selbstachtung nicht verlieren. Sie neigen auch dazu, Erfahrungen zu bewerten, wie sie sich ereignen und nicht als Garantien, daß sie ewig dauern werden; diese Garantie gibt es nicht, und sei es nur deswegen, weil Menschen sterblich sind. Für Leute mit niedriger Dominanz ist Liebe oft ein halbparasitärer Besitz. Augenblicksfreude geht unter in Sorgen oder Planen, um sicherzugehen, daß sie andauert, und im Ausstrecken weiterer Fühler. Das ist Maslows »Sein-Liebe« und »Mangel-Liebe«. Blake sagt es besser:

>»Wer sich Freude erzwingt,
>vernichtet beflügeltes Leben.
>Wer Freude im Fluge fängt,
>lebt in der Ewigkeit Morgenlicht.«

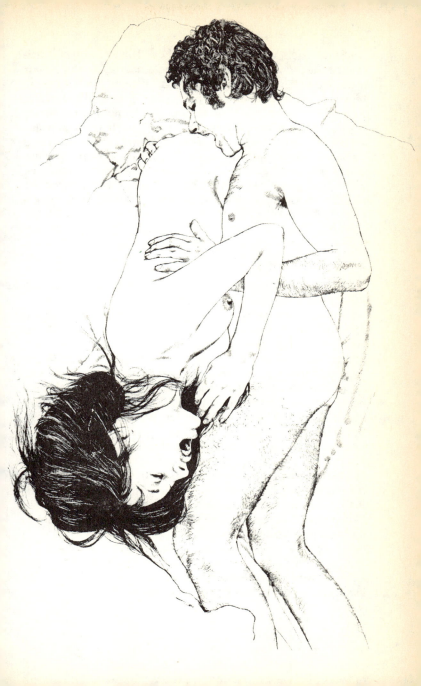

Die meisten von uns haben neben dem Verlangen nach Freude auch das nach einer gewissen Sicherheit – das ist nur recht und billig. Es lohnt sich aber, darüber nachzudenken, wie Liebe durch Menschen mit niedriger Selbsteinschätzung in Aggression umgewandelt wird, und wie Menschen mit hoher Selbsteinschätzung Feindseligkeit durch Spiel in Liebe umwandeln. Frederick Perls formuliert es am besten: »Ich bin ich und du bist du, und keiner von uns ist hier, um den Erwartungen des anderen zu entsprechen. Aber wenn wir zusammenkommen, ist es schön.« Tigger war eine Person mit hoher, Eeyore eine mit niedriger Dominanz. Winnie-the-Pooh steht zwischen den beiden, dem niedrigen näher.

Das schwächere Geschlecht

Sexuell gesprochen, ist es der Mann. Er hat dehalb im Lauf der Jahrhunderte die Frauen zu überreden versucht, ihre potentielle Sexleistung einzuschränken, ein Prozeß, an dem die Frauen selbst mitgearbeitet haben. Dem wurde dadurch ein Ende gemacht, daß der Sex endgültig von der Fortpflanzung getrennt wurde: nun können Frauen ihr volles Sexpotential ohne Angst verwirklichen, sie können »swingen«, wenn sie wollen. Vor allem können sie die Tatsache gelten lassen, daß der Sex für beide Partner der Erholung dienen oder beides zu verschiedenen Zeiten sein kann. Mit anderen Worten, sie können die Freiheiten fordern, welche die Männer gehabt hatten und um die sie durch die Propaganda betrogen wurden, Frauen seien unfähig, in irgendeinem Kontext zu reagieren, ausgenommen totale Beziehung und so weiter und so fort. Bei manchen Frauen trifft das zu. Auch bei manchen Männern, aber Byrons Stichelei, daß Liebe ein Teil von eines Mannes Leben, aber das ganze Leben einer Frau sei, ist eine normative Verallgemeinerung – mit anderen Worten Propaganda.

Für manche Männer ist das ein Schock. Daß eine voll erregte Frau zehn, fünfzehn oder zwanzig endlose Orgasmen haben und sich noch weiter, nötigenfalls mit mehreren Partnern, vergnügen kann, erschreckt sie. Die Einführung der Pille und das verstärkte

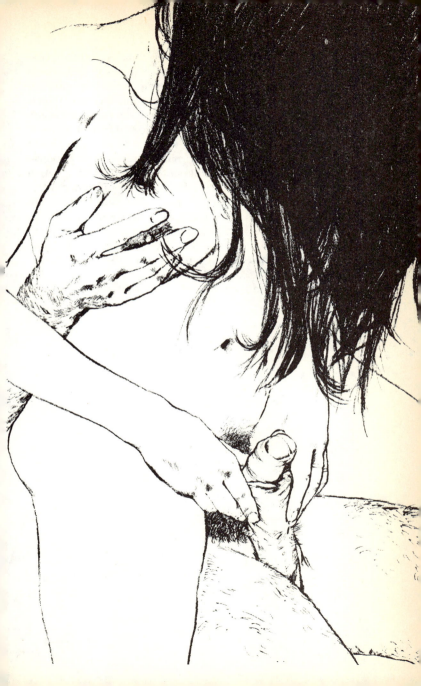

Bewußtsein der Frauen davon, was sie erreichen können, hat bei vielen Ehemännern, die vergleichsweise neurotische Ansichten über Männlichkeit hegten, vielfach zu Impotenz geführt. Männer, die theoretisch gewünscht hatten, eine Nymphomanin kennenzulernen, wurden manchmal von ihren eigenen Frauen so erschreckt, daß sie ganz starr (oder schlaff) wurden.

Wir selbst nehmen diese spezielle Angst nicht wahr. Sie gehört zu einer falschen Auffassung der männlichen Leistung ebenso wie auch der weiblichen; Unkenntnis der Technik, einen längeren Geschlechtsverkehr zu bewerkstelligen; Unkenntnis der Methoden, mit denen man, ohne selbst eine Erektion zu haben, eine Frau zu vollem Orgasmus bringen kann; Unkenntnis auch dessen, was eine geschickte Frau mit einem nicht aufgerichteten Penis – manuell, oral und, wenn sie die Gabe guter Muskeln besitzt, vaginal – tun kann. (Tatsächlich können Frauen mit voller Muskelkontrolle am meisten mit einem halb erigierten Penis leisten, wobei der Partner sich entspannen kann

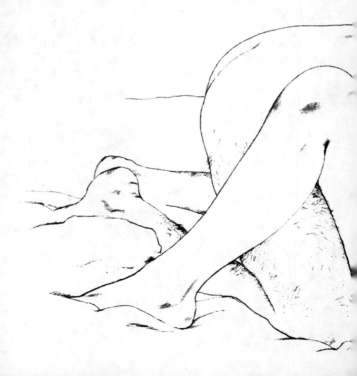

und ihren inneren Bewegungen keinen Widerstand leistet.) Wir müssen jetzt, nachdem wir die militärischen Rein-raus-Vorstellungen der Männer von sexuellem Können begraben haben, dafür sorgen, daß die Frauen nicht im entgegengesetzten Sinn wieder beschwindelt und gezwungen werden, anzunehmen, daß jede von ihnen mehrfachen Orgasmus wünscht, daß jede swingen will, daß jede Sextreffen von Marathonlänge braucht. Manche ja, manche nicht. Menschen sind darin so verschieden wie in jeder anderen Hinsicht auch. Wichtig ist, daß sie ihre Sache ausfindig machen und einen Partner finden, der genügend

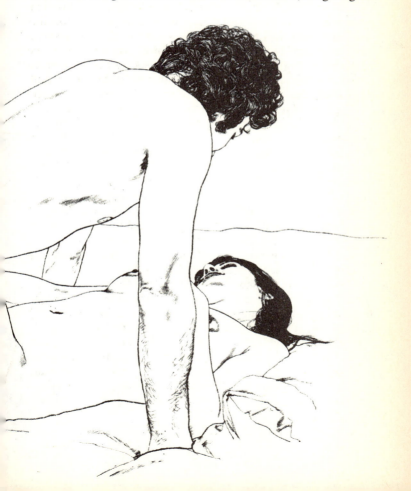

auf Draht ist, um es ihnen zu gestatten, sich so zu lieben, daß es manchmal ihm, manchmal ihr mehr, immer aber beiden Spaß macht.

Das ist ein Gebiet, auf dem größere Mannigfaltigkeit in Partnererfahrung wirklich nützlich ist, wenn auch manche Leute sie lieber nicht haben. Denken Sie nur, wie die Mahlzeiten wären, wenn keiner von Ihnen beiden je eine andere Küche gekostet hätte. Und lassen Sie sich nicht von Nebensachen stören oder durch die Vergangenheit daran hindern, Ihr volles und gewünschtes Reaktionsmodell zu finden. Der Aberglaube von der gefährlichen, unersättlichen Frau wird wahrscheinlich einer unerschrockenen Generation nicht plausibel erscheinen, die gelernt hat, was Männlichkeit und Weiblichkeit im Sinne zusammenwirkender Selbstverwirklichung ist. Wenn wir die Jahrhunderte wettmachen können, in denen man Frauen dauernd enttäuscht hat, werden sowohl Männer als auch Frauen sich an den Resultaten erfreuen können.

In einem Punkt ist der Mann allerdings deutlich das schwächere Geschlecht: in der Abhängigkeit seines Männlichkeitsgefühls von dem Rollenspiel, das ihm die Gesellschaft auferlegt hat. Frauen wurden in der gleichen Weise geplagt (manche geraten ganz außer sich oder fühlen sich entweiblicht, wenn die Rolle der Ehefrau und Mutter zu Ende geht), aber wir haben den Eindruck, daß sie lange vor der Emanzipationsbewegung das Rollenspiel weniger ernsthaft betrieben als Männer. Die Rolle, welche die Gesellschaft den Männern aufgedrängt hat, wurde durch die Sorgen der Männer verschieden gestaltet. Sie reichte von einem groben und im Grunde kindischen Stereotyp dauernder Erektion (mit unheilvollen Auswirkungen, wenn sie nicht dauernd, sondern nur normal ist) bis zur Unüberwindlichkeit bei Frauen (die zur Ablehnung führt, wenn Frauen andere Vorstellungen haben oder Männer absichtlich, zufällig oder dadurch, daß sie klüger und erfolgreicher sind, demütigen). Es ist nichts Schlechtes, wenn Sie für Ihre Frau, laut stereotypem Modell, und für Ihre Kinder verantwortlich sind. Wir finden aber heute viele Fälle von Impotenz und Depression bei arbeitslosen Männern, die nicht erleichtert, sondern erbittert sind, wenn die Frau noch immer gut verdient. Man hätte glauben können, sie wären froh, daß das Familieneinkommen gesichert ist und die Rollen einverständlich getauscht werden, bis die Geschäftslage sich wieder bessert, doch nein – eine Frau mit Broterwerb ist eine Bedrohung, hat dem Mann die Hoden geraubt und so fort.

Man könnte diese gefährlichen männlichen Stützungsmechanismen durch eine ganze Tradition hindurch verfolgen: Gezänk, wenn ein anderer Mann Ihre Frau beleidigt (sie ist durchaus fähig, ihn durch Verachtung zu strafen, ohne eine häßliche Szene zu verursachen), die Manie für Feuerwaffen als Ersatzpenisse und sogar die fürchterliche Drohung mit gleichen Haartrachten bei beiden Geschlechtern. Es gibt gute Freudsche Gründe, warum Männer das ängstlichere Geschlecht sein sollten, aber sie werden sich viele der Reaktionen, die gegen diese Angst auszubilden sie ermutigt wurden, abgewöhnen müssen, wenn es vernünftige Beziehungen zwischen Männern und Frauen in einer Gesellschaft mit gleichen Möglichkeiten geben soll.

Bei einem aufgeklärten und liebevollen Paar ist kein Partner schwächer, es sei denn, es kommt auf das Heben von Möbelstücken an. Er kann keine Babys bekommen oder säugen und wird es nie können. Sie kann sie nicht zeugen. Jeder hat besondere, aus der Kindheit übernommene Bedürfnisse, die sich aber gegenseitig im allgemeinen ergänzen werden. Was aber einerseits Leistung und andererseits täglich zu erledigende Aufgaben angeht, wird sich jeder über den Erfolg des anderen freuen, ohne verstimmt zu sein und ohne Konkurrenzgefühle, und die Fragen, wer was wann besorgt (Geldverdienen, Kinder, Kochen), werden durch vernünftige Diskussion geregelt – ebenso wie die, wer im Bett die Initiative übernimmt, dadurch entschieden wird, wie sich beide gerade fühlen.

Egoismus

Manche Leute glauben vielleicht, dies sei ein Buch für den wohlhabenden Mittelstand, das helfen soll, in einer Welt, die schnell zur Hölle fährt, mit Sinnlichkeit, rein persönlichen Erfahrungen und Nervenkitzel zu experimentieren.

Genau das Gegenteil ist der Fall. Natürlich sind gute Sexualerfahrungen für wohlhabende Menschen leichter zu erreichen, die Ungestörtheit, Empfängnisverhütung, Muße und Kontrolle über ihr Leben haben, ebenso eine gute medizinische Betreuung. Aber das Bewußtsein und die Einstellung, die von dieser Erfahrung kommen können, wirken gleichzeitig nicht gegen den egoistischen Rückzug; die Leute werden eher radikalisiert.

Die Sexfeindlichkeit der autoritären Gesellschaften und der Menschen, die an ihrer Spitze stehen, ist keine Folge der Überzeugung (sie selbst treiben Sex), sondern der unklaren Vorstellung, daß Freiheit auf diesem Gebiet zu einem Geschmack an Freiheit anderswo führen könnte. Einerseits sind Menschen, die ihre Erfahrung mit sich und der Welt erotisiert haben, unverhältnismäßig unkriegerisch – sie würden lieber daheim bleiben und der Liebe frönen, als Vietnamesen und Ungarn umzubringen – und andererseits außerordentlich streitbar in ihrem Widerstand gegen Raufbolde, politische Agenten, Rassisten und Moralapostel im allgemeinen, die die persönliche Freiheit, die sie erreicht haben und an der sie auch andere teilhaben lassen wollen, bedrohen.

Die fixe Idee des Zusammenraffens von Geld und der Jagd nach Macht wird sehr weitgehend genährt durch frühe Verzerrungen des Körperbildes und der Selbstachtung – Verzerrungen, die in eine ganze Reihe politischer Verhaltensweisen hinüberführen, von Menschenhaß und Tyrannei bis zum Zerstören der Landschaft für einen Profit, den man nicht braucht und nicht verwenden kann. Tatsächlich werden die meisten Großmächte heute von einer Minorität Kranker geführt, die unter ihrer Unfähigkeit zu erotisieren leiden und deshalb ihre Erfahrung humanisieren, und die uns andere zur Spieltherapie verwenden. Als Marcuse einmal in dieser Richtung argumentierte, forderte ihn jemand mit den Worten heraus: »Gehen Sie doch hin und erotisieren Sie den Staat Kansas.« Das könnte geschehen. Marcuse ist ein Marxist alten Stils, der den Marxismus noch als ebenso radikal betrachtet und die Tatsache beklagt, daß die bestehenden marxistischen Bürokratien äußerst sexualfeindlich eingestellt sind, genauso wie sie in ihrer Haltung gegen die Freiheit des einzelnen sind.

Eine Generation, die ihre Erfahrung erotisiert hat, wird in ganz anderer Hinsicht radikal sein – auf Umwelteinflüsse bedacht, auf wissenschaftlicher Grundlage basierend (weil man die Biologie des Menschen studieren muß, um zu wissen, warum man funktioniert) und hoffentlich durch »Unpersonen« genausowenig beherrschbar wie die amerikanischen Kolonien durch König Georg. Wenn Ihre erweiterte Selbsterfahrung und die Erfahrung anderer Sie in Ihrem Zustand als nichtumgeformter Bewohner einer mittelgroßen Stadt beließe, dem alles egal ist, wäre sie nicht genug erweitert oder nicht genug menschlich.

Eindringen

Es liegt etwas Fundamentales in der Tatsache, daß sie ihn einlassen muß – nicht nur in ihr Territorium oder in ihre Nähe, sondern tatsächlich in ihren Körper. Es gibt nicht viele identifizierbare, angeborene Unterschiede zwischen Mann und Frau, das aber ist einer von ihnen, und er beeinflußt das weibliche Denken. Für einen Mann ist Sex äußerlich, auf einer vor der Küste liegenden Halbinsel, wie dem Staat Florida, lokalisiert, und er läßt sie wachsen; für eine Frau ist er innerlich – ein Besuch oder eine Invasion – und es bleibt etwas Äußerliches in ihr zurück. Das heißt nicht, daß Frauen jeden Geschlechtsverkehr unbewußt als eine Gewalttat betrachten; die Tatsache, den Mann in sich zu haben, kann warm, gut und stärkend sein wie nichts anderes, aber er bleibt doch, was die Rechtsanwälte einen Gast nennen.

Diese Gefühle sind kompliziert, und Männer werden sie nicht schlechthin intuitiv erkennen. Positive und negative Gefühle in Verbindung mit diesem Eindringen sind ziemlich stark an der Formung der tatsächlichen Reaktion der Frauen beteiligt, und einige ziemlich leidenschaftliche Mitglieder der Women's-Lib-Bewegung haben vorgeschlagen, daß jeder Mann sich selbst zumindest einmal »anbohren« lassen solle, um zu sehen, wie man sich dabei fühlt. Wir bezweifeln, daß dies völlig funktionieren könnte – anales Eindringen ist nicht wirklich vorgesehen, und man fühlt sich dabei nicht ebenso.

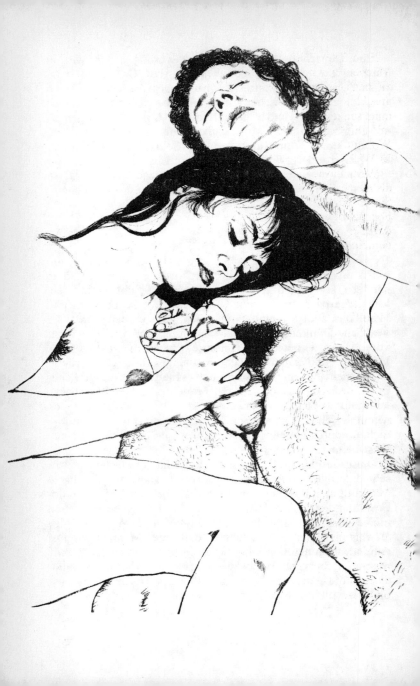

Eine Schwierigkeit besteht darin, daß Frauen viel mehr als Männer dazu neigen, den Ort, wo sie wohnen, als Körperersatz zu betrachten, während Männer den ihren als Territorium ansehen. Eine Frau, die Menschen nicht in ihre Wohnung lassen mag, sagt etwas – ebenso wie die Frau, die sagt: »Er müßte mit mir glücklich sein, Doktor – ich habe ihm doch eine hübsche Wohnung mit Teppichbelag von Wand zu Wand eingerichtet.« In Wirklichkeit spricht sie von ihrem Körper.

Wenn ein Mann, den Sie lieben und dem Sie vertrauen, der Sie als gleichwertigen Partner behandelt und Sie auch liebt, tief in Sie eindringt, ist es wohl das beste Erlebnis, das Sie als Frau überhaupt haben können – es bezeichnet das Ende aller Ängste darüber, wer in wen eindringt. An diesem Punkt ist der Penis gemeinsamer Besitz, viele Kindheitsängste werden zerstreut.

Erektion

Männliche Erektion kann natürlich spontan zustande kommen, wenn man geil ist, eine Frau mit starkem sexuellen Reiz, einen Film sieht usw., es muß jedoch nicht der Fall sein. Ziemlich viele Männer brauchen immer, die meisten manchmal und alle, wenn sie älter werden, eine unmittelbare physische Stimulierung des Penis, damit dieser ganz steif wird. Sie werden ihn entweder selbst stimulieren oder wollen, daß es die Partnerin tut. Das zu sagen, lohnt sich, denn es gibt Frauen, die sich abgewertet fühlen, wenn ihr Mann nicht sofort »ohne Hände« eine Erektion hat (und machen ihn, indem sie das sagen, für das ganze Zusammensein schlaff). Es gibt aber auch Männer, die glauben, es sei irgendwie unmännlich zu verlangen, sich reiben zu lassen, wenn sie es brauchen. Diese Einstellungen sind jedoch eine Folge der Unkenntnis der menschlichen Naturgeschichte.

Die spontanen Erektionen, die Männer beim Aufwachen und in den Perioden des sogenannten »Schlafs mit schneller Augenbewegung« bekommen, sind physiologisch interessant; was sie verursacht, ist unbekannt. Am besten ist es, wenn man die am Morgen entstandenen Erektionen gleich an Ort und Stelle benutzt.

Erschöpfung

Etwas, das Männer anscheinend unmöglich überwinden können. Sie werden müde und vielleicht durch Inanspruchnahme oder Ängste so abgekühlt gegenüber Sex, daß sie auf eine Heute-nicht-Josephine-Ebene geraten, scheinen aber nie völlig erschöpft zu sein. Anfangs finden sie wilden Sex belebend; und wenn sie sehr müde sind, erwarten sie, daß die Frau die Initiative ergreift und sie durch Reiben, Reiten, Saugen oder dergleichen hegt bis hin zum Orgasmus. Frauen werden aber wirklich müde, nicht zuletzt, wenn man, wie es in unserer Kultur häufig geschieht, entweder von ihnen erwartet, daß sie zwei Berufe, einen häuslichen und einen anderen, ausfüllen oder vierundzwanzigstündigen Kinderwünschen ausgesetzt sind.

Anscheinend hat sich in den Männern die Vorstellung erhalten, daß die Frau an der Schlafzimmertür wartet, wenn der Mann heimkommt, die Lippen halb offen, das Pessar eingeführt,

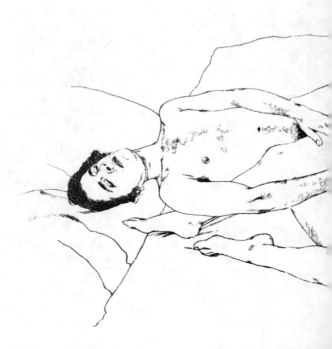

geil wie eine Hündin und dabei noch verliebt, bevor sie ihn, damit er sich ausruhen kann, verläßt, und das Abendessen zubereitet. Danach lieben sie sich mit Unterbrechungen die ganze Nacht, bis sie aufsteht, ohne ihn zu wecken und Kaffee kocht. Das, man muß es kurz und bündig sagen, ist einfach nicht drin. Vielleicht ist es eine Karikatur, aber sie ist von der Wahrheit nicht weit entfernt, und Männer, die stillschweigend die Einstellung vertreten, daß sie die Arbeit besorgen und sonst nichts verlangen, als daß die Frau das Haus sauber und ihre Beine offen hält, laden zu tätlichem Angriff ein.

Tatsache ist, daß Frauen Schlaf brauchen, und Frauen, die im Beruf stehen und/oder Kinder haben, brauchen viel Schlaf. Wenn sie müde sind, ist ihre sexuelle Reaktionsfähigkeit herabgesetzt und sie kommen nur schwer zum Orgasmus. Wenn sie es tun, hat es eine viel einschläferndere Wirkung als bei Männern, und sie brauchen gewöhnlich Ruhe und müssen sich sammeln – dann sind sie froh, wenn sich nach einer angemesse-

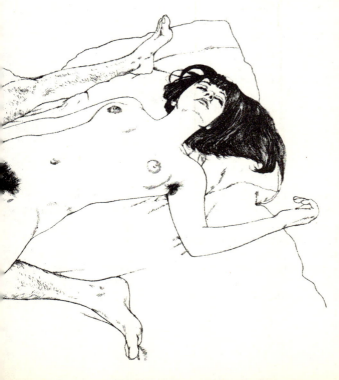

nen Zeit des Beisammenseins jemand anders um die Kinder kümmert, Kaffee macht und dergleichen. Sie können, wenn sie müde sind, keine ausgelassenere oder aktivere Sexualleistung erbringen.

All das kann man mit einer Mischung aus Rücksicht und Meinungsaustausch meistern, es sei denn, die richtige Anordnung ist wirtschaftlich unmöglich und beide müssen ständig arbeiten, um sich über Wasser zu halten. Sogar dann läßt sich die Situation bessern, nicht aber, wenn Männer Ermüdung (die sie oft selbst als Ausrede für Potenzängste benutzen) für eine verdeckte Form der Ablehnung ansehen und Erschöpfung für sexuelles Sich-Drücken halten. Es ist herrlich, wenn man im Urlaub die Frau jedesmal weckt, wenn man eine Erektion hat; wenn sie aber arbeitet, sollten Sie rücksichtsvoll sein. Sogar ein anerkennendes Aufteilen der Hausarbeit hilft, den verzeihlichen Ärger aus der Welt zu schaffen; wirkliche Rücksicht mit offener Diskussion hilft noch viel mehr.

Wenn sie müde ist und er nicht, kann Liebe in Ordnung sein, aber diese wird in der Hauptsache darin bestehen, daß er sie umarmt und zu dem spezifisch sexuellen Teil nicht drängt, es sei denn, sie scheint ihn zu brauchen. Wenn er müde ist und sie nicht, kann es auch Zeit dafür sein oder für sie der Anlaß, sehr aktiv zu werden; verhalten Sie sich den Gegebenheiten entsprechend. Zwischen wirklich liebenden Menschen wird Erschöpfung weder ignoriert noch abgelehnt.

Gleichzeitiger Orgasmus

Großartig, wenn es dazu kommt, es ist aber ein Komplex des modernen Sex-Volksglaubens, daß das jedesmal oder auch nur häufig der Fall sein muß, und daß man versagt hat, wenn es nicht so ist. So wie bei jeder anderen Sexeigenschaft gibt es auch hier Unterschiede. Manche Paare sind immer gleichzeitig soweit oder manchmal oder selten, einige nie, aber das spielt überhaupt keine Rolle. Wir erwähnen es nur deshalb, weil das Gegenteil eine der vielen Phantasien ist, die dadurch entstanden sind, daß

Sexhandbücher von Leuten geschrieben werden, die selbst nicht viel Sex getrieben oder viel Abwechslung erlebt haben.

Wenn man es besonders wünscht und es versuchen will, müßten beide Partner ihre Reaktionen während ihrer gebräuchlichsten Art der Liebesbetätigung zeitlich aufeinander abstimmen und dann eine andere Methode anwenden, bevor sie die Erhitzungssequenz für ungefähr die Zeit beginnen, die ihrer Schätzung nach der Langsamere braucht, um den Partner einzuholen. Das funktioniert nicht immer, denn möglicherweise hängt der Höhepunkt der Erregung von dem üblichen Modell ab, das Sie gelernt haben, es könnte aber mit einer gewissen Anpassung klappen. Ist die Frau langsamer, so versucht man es am besten mit Brustspiel, gefolgt von einer längeren Periode der Zungenarbeit an der Vulva (besser als den Finger zu verwenden – nach einem langen Genitalkuß bleibt sie feucht und dadurch dauert es bei ihm länger, wenn er dann eindringt). Wenn er langsamer ist, kann sie mit Hand- oder Zungenarbeit beginnen (wobei sie zugleich ihre eigene Erregung steigert), ihn zum Abschluß rittlings in sich einführen, dann drehen sie sich um und legen es zeitlich möglichst so an, daß beide in die Zielgerade kommen und so durchs Ziel gehen. Wenn sie mehrere Höhepunkte bekommen kann, sollte er es mit Glück bei einem davon gleichzeitig schaffen (der Volksglaube scheint nicht anzuerkennen, daß die meisten Frauen mehrere Orgasmen haben oder haben können).

Größe

Sexratgeber, die voll Teilnahme sind und es auch zeigen wollen, haben richtig die Nase voll von all den Fragen ängstlicher Leute hinsichtlich der Größe des Penis. Wir haben Jahre damit zugebracht, diese Fragen wahrheitsgemäß zu beantworten: daß nämlich die Penisgröße funktionsmäßig absolut unwichtig ist; daß die meisten Männer irren, wenn sie befürchten, daß sie kleiner gebaut sind als ihre Geschlechtsgenossen (sie haben einfach andere Männer nicht in Erektion gesehen, zumindest nicht seit der Knabenzeit); daß der einzige Unterschied zwischen Penissen, die in schlaffem Zustand groß oder klein sind, von wenigen seltenen Ausnahmen abgesehen, nur darin besteht, daß die großen sich bei Erektion weniger vergrößern, und daß die Phantasie bei der Liebesbetätigung eine viel größere Rolle spielt als ein Penis von Eselslänge. Offener Sex und gegenseitige Beobachtung würden viel von diesem Unsinn kurieren – große Modelle werden vielleicht in Texas idealisiert, aber in New Hampshire trifft man sie ebenso gut.

Der Haken ist der, daß die Angst nicht persönlich, sondern programmiert ist. Der Penis dient nicht nur dazu, um ihn in die Vagina zu stecken, sondern er ist sichtlich auch ein Dominanzsignal bei anderen Primaten. Wir bekommen nicht, wie Totenkopfäffchen, eine Erektion, um ein anderes Männchen zu vertreiben (oder vielmehr gibt es keine gedruckte Beschreibung davon, daß wir es tun, obwohl Primitive, die einander durch gegenseitiges Betätscheln des Penis begrüßen, ein wenig so aussehen, als vergewisserten sie sich, daß der andere Mann sie nicht bedroht), aber wir scheinen den Schaltplan behalten zu haben, so daß er unser Verhalten formt. Wenn Sie sagen, Sie seien im Vergleich zu anderen Männern klein gebaut, ist das eine Feststellung über Ihre Selbsteinschätzung. Wahrscheinlich haben wir in Wirklichkeit nur das Dominanzsignal-Verhalten in die Kindheit verlegt, wo Vater größer war als ich. Man denkt an Cassius' Bemerkung über Caesar:

> Ja, er beschreitet, Freund, die enge Welt
> Wie ein Kolossus, und wir kleinen Leute,
> Wir wandeln unter seinen Riesenbeinen
> Und schaun umher nach einem schnöden Grab.

Eine praktische Bedeutung hiervon und vom Sich-klein-Fühlen in unseren Beziehungen zu dominanteren Männchen besteht darin, daß sich Ihr Penis, wenn Sie sich klein fühlen, tatsächlich zusammenziehen wird, wenn Sie nackt beisammen sind, wie im kalten Wasser – somit ergibt das einen Circulus vitiosus. Selbstbehauptungs-Training und warmes Wetter werden mehr dazu beitragen, Ihnen einen Penis von normaler

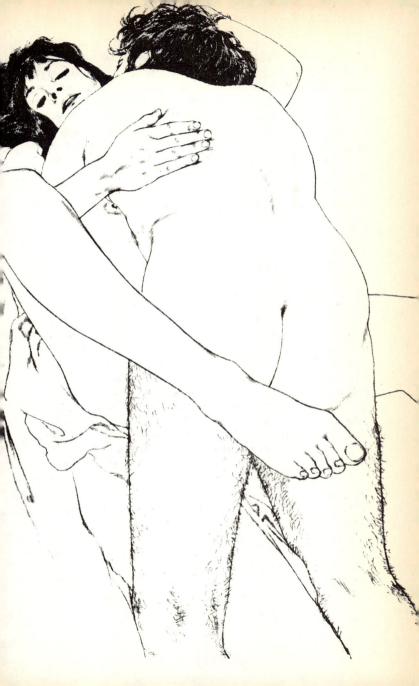

Größe im Ruhezustand zu geben als irgendwelche Apparate, die bloß helfen, das Bankkonto ihrer Hersteller anwachsen zu lassen. Ein oder zwei gute Sexerfahrungen werden noch mehr erreichen. Frauen, die einen Partner entweder wegen der Größe oder der Erektionsfähigkeit herabsetzen, können Menschen, die nicht selbstbewußt sind, aus der Fassung bringen und wären ohnedies nur Partnerinnen, die dauernd herummäkeln. Es lohnt sich, daran zu denken, daß Dominanz nicht alles ist, und so mancher überdurchschnittlich große, schlaffe Penis, der an einem Muskelmann hängt, bleibt schlaff, wenn man ihn braucht, während viele kleinere Exemplare schnell in Bereitschaft sind.

Homo- oder Heterosexualität

Wenn ein Marsbewohner die Geschichte der menschlichen Dummheit schriebe, würde er mit dem Sexualverhalten beginnen, sehr wahrscheinlich sogar genau da. Alle Menschen sind imstande, unter gewissen Umständen mit Mitgliedern des eigenen Geschlechts ebenso wie mit denen des anderen in sexuelle Beziehung zu treten. Das gilt wahrscheinlich für die meisten anderen Säugetiere (wenn diese auch homosexuell-wirkendes Verhalten für spezielle Zwecke verwenden). Es ist nur seltsam oder biologisch anomal, wenn Sie, wie manche Theologen, glauben, daß Fortpflanzung die einzige Funktion des Sex sei: beim Menschen und bei vielen Affen ist sie es nicht – Zusammenhalt oder der Ausdruck von Dominanz sind ebenso wichtige Verwendungen dessen, was wir als Paarung betrachten.

In allen Gesellschaftsformen und zu allen Zeiten trat ein gewisser Teil der Menschen leichter oder vorziehenderweise zum eigenen und nicht zum anderen Geschlecht in Beziehung. Dieses Verhalten wurde verschieden aufgenommen. In manchen Kulturen war es einfach eine gebilligte Variante, die jeder entgegennehmen oder abweisen konnte: spartanische und japanische Krieger vergnügten sich auf Feldzügen sexuell mit ihren Knappen und banden sie dadurch an die Kriegergruppe; die Athener in der Antike waren der Ansicht, daß ein Mann eine

Art sexueller Beziehung mit Knaben und eine andere mit Frauen haben sollte. In anderen Völkern machte diese Vorliebe den Mann zum Zauberer. Unsere eigene Kultur, geprägt durch die jüdische Furcht vor dem »Unnatürlichen« und durch den christlichen Haß gegen Sex im allgemeinen, hat jahrhundertelang jeden gehenkt, verbrannt, gefoltert und verfolgt, der so unbesonnen war, diese Vorliebe im Handeln oder auch nur in Worten zum Ausdruck zu bringen. Das hat sich erst vor nicht allzulanger Zeit geändert. Homosexuelle wurden in einen Topf mit Hexen und Ketzern geworfen, erregten die gleichen Ängste und wurden ähnlich behandelt.

Nach Jahrhunderten blödsinniger Verfolgung ist es kein Wunder, daß Menschen, die sich einer solchen Vorliebe bewußt sind, die Bewegung der Homosexuellen-Befreiung gegründet haben und das Recht dafür verlangen, ihr eigenes leben zu können. Natürlich haben sie ein Recht darauf, aber die Kampagne ist insofern bedauerlich, als sie die völlig falsche Vorstellung unterstützt, daß es zwei Arten Menschen gibt, normale und homosexuelle (frühere Verteidiger behaupteten sogar, daß Homosexuelle ein drittes Geschlecht darstellen). Tatsache ist, daß alle Menschen sowohl normal als auch homosexuell sind, wenn sie es zulassen wollten; die Unterschiede der Betonung wurden von der Gesellschaft mit einem außerordentlich starken Normenzwang geprägt, so daß die Menschen in eine Wahl zwischen Entweder/Oder gezwungen wurden, statt einen subtileren Bereich von Möglichkeiten zu haben, die ihnen eigentlich offenstehen. Die Gesellschaft kümmerte sich nicht allzusehr um die gleiche Klassifizierung bei Frauen und verfolgte sie auch nicht wegen dieser Dinge; Frauen weisen daher einen viel größeren Spielraum normaler Möglichkeiten auf und werden wegen ihrer zärtlichen und körperlichen Beziehungen zu beiden Geschlechtern bei weitem nicht so belästigt.

Manche Männer würden sich ausdrücklich als homosexuell bezeichnen. Sie ziehen es vor, Beziehungen und Sex mit Männern zu pflegen. Das bedeutet nicht, daß sie eine Reaktion haben, die andere nicht besitzen. Es bedeutet, daß sie zu Frauen keine Beziehung haben oder haben können. Das Warum ist

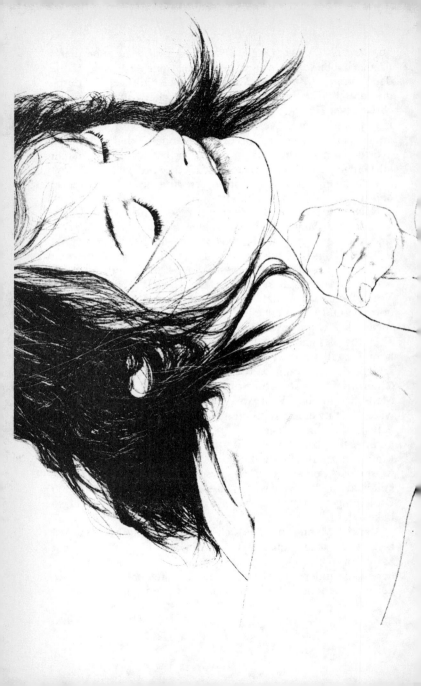

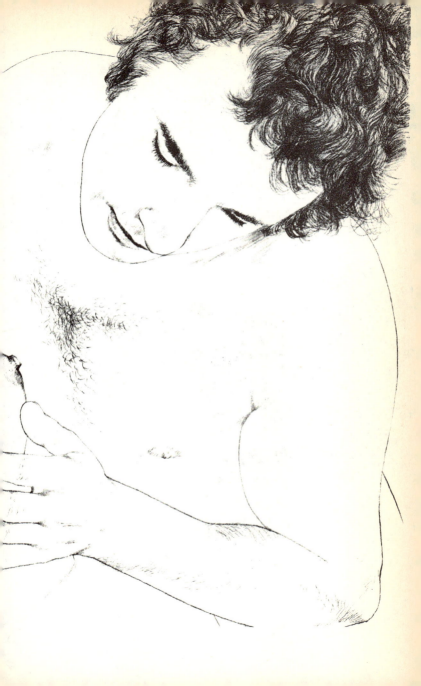

unbekannt – Erziehung, Familienerfahrung und vielleicht Genetik und pränatale Hormonbeeinflussung spielen dabei eine Rolle, und die Anstandsregel, daß man, wenn man das eine ist, das andere nicht sein kann, blieb ohne Erfolg. Ein überwiegend homosexueller Mann, der heterosexuell werden will (das wollen manche, wenn es ein Irrtum für sie ist oder sie glauben, daß ihnen ein wichtiger Erfahrungsbereich verlorengeht), braucht keine Hilfe, um nicht mehr verlockend für Männer zu wirken, denn das ist eine ungenutzte potentielle Präsenz bei allen normalen Männern, die sie auf Befehl der Gesellschaft unterdrückt haben. Vielmehr braucht er Hilfe, um seine Beziehungslosigkeit zu Frauen zu überwinden.

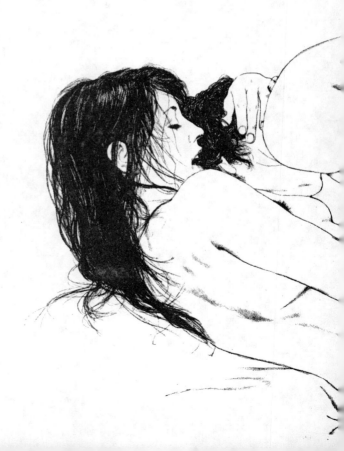

Der völlig normale oder Null-Zustand für nicht beeinflußte, nicht eingeschüchterte Männer und Frauen wäre wahrscheinlich jener der antiken Athener – sie wären dann bisexuell, sexueller Beziehungen zu Männern und Frauen fähig, hätten jedoch ihre individuelle Vorliebe. Es ist nicht ganz so einfach, wie es klingt, denn Mann-Mann-Beziehungen haben nicht die gleichen biologischen Funktionen wie Mann-Frau-Beziehungen. Menschen, die darauf bestünden, zufriedene Homosexuelle zu behandeln statt sie zu quälen, um ihr »abnormales« Verhalten »normal« zu machen, würden in Wirklichkeit nur versuchen, ihr Verhalten zu modernisieren. Das Repertoire von Mann-Mann-Reaktionen, die offensichtlich mit Fortpflanzung nichts zu tun

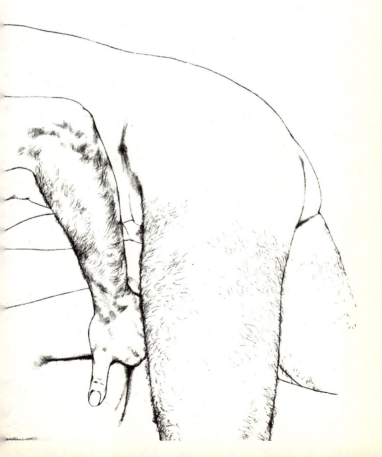

haben, hängt mit Dominanz und Beziehung zusammen: zu Situationen wie der Beziehung zwischen David und Jonathan kann Sexualität hinzukommen, weil Menschen fast alles sexualisieren. Uns erscheint das seltsam, weil wir in unserer panischen Angst davor, daß Homosexualität vermutlich unmännlich sei, alle Zärtlichkeit zwischen Männern ausgemerzt haben. Ein David und ein Jonathan, die im Sinne unserer Kulturverbrecher zärtlich waren, was aber andere nicht sind, würden natürlich kameradschaftliche Sexspiele verwenden, um es zum Ausdruck zu bringen. (Fragen Sie sich doch einmal warum, wenn Sie Männer an die Kandare nehmen, statt ihnen zu erlauben, zärtlich zueinander zu sein.)

Angesichts des heutigen Standes der Gesellschaft und der Erziehung, die wir erhalten haben, wäre es wahrscheinlich für normale Männer (oder bewußt bisexuelle, die nach einem fixen heterosexuellen Modell leben) keine gute Idee, loszustürmen und ihr gesamtes bisexuelles Potential zu verwirklichen, einfach weil sie es, wenn sie nicht gerade sehr robust sind, selbst störend fänden; vor allem aber würden sie die Feindseligkeit erregter Menschen hervorrufen. Man kann seine Kultur nicht über Nacht ändern. Sie könnten aber ebendiese Möglichkeiten prüfen und die Tabus in Sachen Zärtlichkeit zwischen Männern notieren, nach denen Sie gelebt haben. Menschen beiderlei Geschlechts, die sich ihrer homoerotischen Neigung bewußt sind, sollten sich, besonders wenn sie Jugendliche sind, in acht nehmen, daß sie nicht von der Gesellschaft und solidarischen Homosexuellen getäuscht werden und eine Position einnehmen, die alle anderen Möglichkeiten ausschließt und sie für ihr ganzes Leben als Homosexuelle abstempelt. Junge Menschen beiderlei Geschlechts machen oft, von allem anderen abgesehen, eine normale Zeitspanne durch, in der sie zum eigenen Geschlecht bessere Beziehungen haben als zum anderen. Wenn Sie sich endgültig zur Homosexualität entschließen, versperren Sie sich im voraus Möglichkeiten wie Fortpflanzung, Heirat und normale Sexualerlebnisse, die lohnend sind, es sei denn, Sie wollen oder können sie wirklich nicht nutzen. Sie handeln sich auch allgemein einen dauernden geheimen Kampf mit den *Moralaposteln* ein. Es ist durchaus möglich, beide Arten von

Erfahrungen zu haben, und schlecht, für eine von beiden, insbesondere um einer Bezeichnung willen, völlig blockiert zu sein. Sie brauchen sich mit keinem der beiden Bataillone in einer Reihe aufzustellen – die Fahnen sind ohnedies Schwindel.

Die gesündesten Regeln bei gewöhnlichen Sexualbeziehungen scheinen zu lauten: werfen Sie ein gutes und dauerndes Modell nicht über den Haufen, wenn Sie einfach mal eine Möglichkeit verwirklichen wollen, die Ihnen vorher nicht wichtig war; und seien Sie nicht ängstlich oder erschrocken in Gruppenszenen, wenn Sie feststellen, daß Sie auf jemanden Ihres eigenen Geschlechts sexuell reagieren. Das ist ganz normal und wird Ihr bestehendes Modell nicht verändern, nur Bedürfnisse, über die Sie sich nicht klar waren, erfüllen (tun Sie aber

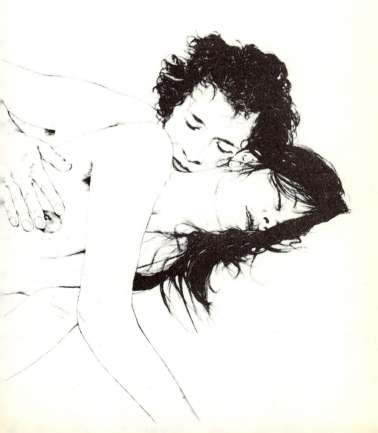

auch nichts, das Sie oder Ihre Partner erschrecken könnte, nachdem die Erregung sich gelegt hat). Wenn Sie echte Bedürfnisse haben, lassen Sie sie gelten.

In *Joy of Sex* haben wir uns nicht mit Homosexualität befaßt. Männer verwenden gegenseitig Hand- und Mundarbeit und manchmal (nicht immer, trotz Sodom und Gomorrha) Analverkehr. Frauen verwenden Hand-, Mund- und Brustarbeit, Küsse und manchmal gegenseitiges Genitalreiben. Die Methoden sind die gleichen wie bei Mann-Frau-Beziehungen, ebenso die Extras, aber ein Partner desselben Geschlechts hat oft eine bessere Kenntnis der Physiologie des Partners oder der Partnerin und verwendet sie sehr wirkungsvoll, etwas, das Leute mit homoerotischer Erfahrung manchmal bei heterosexuellen Beziehungen vermissen. Wenn Sie Ihre Reaktionen auf das andere Geschlecht aus irgendeinem Grund verstärken wollen, kann Verhaltenstherapie förderlich sein – das bedeutet jedoch das Lernen einer neuen Fertigkeit, nicht die Behandlung einer Krankheit. Die ganze Reichweite menschlicher Sexualreaktionen ist normal und gesund; eine weniger komplexbeladene Generation wird wahrscheinlich mehr davon verwenden, ohne ängstlich zu sein.

Jungen

Die zwei Hauptmerkmale von Jungen in unserer Kultur bestehen darin, daß sie eine kolossale Last von Ideen männlicher Erwartungen tragen und daß sie körperlich leichter als Mädchen bis zu dem Punkt gereizt werden, wo es kein Zurück gibt. Das erste macht sie durch irgendeinen Mißerfolg besonders anfällig für neuerliche Kindheitsängste hinsichtlich der Wettbewerbsfähigkeit und Männlichkeit (Mädchen sind für andere Dinge anfällig – aber beide sind es für die Idee, abgewiesen zu werden). Infolgedessen neigen Jungen dazu, Muskeln und Penis in den Mittelpunkt zu stellen oder das auf andere Weise wettzumachen, wenn sie es nicht tun. Das Bewußtsein eines Jungen, daß er es mit einem Mädchen getan hat, ist für ihn ein anderes Gefühl als das des Mädchens, wenn sie es mit dem Jungen getan hat – er hat das Eindringen besorgt, sie hat ihn eingelassen. Vielleicht wird *Women's Lib* das ändern, aber es ist ziemlich fundamental.

Die Hauptsache an den Reaktionen der Jungen liegt darin, daß Mädchen sich oft nicht bewußt sind, wie schnell ein wirklich lüsterner Junge in Erregung geraten kann; manchmal unangenehm schnell, wenn sie selbst nicht wissen, was sie wollen. Andere enden im Bett, weil sie nicht glauben können, daß sie so begehrenswert sind, um eine so unbezähmbare Reaktion auszulösen. Gar nicht wenige von diesen Mädchen, die sexuellen Vorspielen frönen, haben gar nicht die Absicht, so zu sein; sie wissen einfach nicht genug über die Psychologie der Jungen: der Anblick hübscher Brüste und ein paar Küsse bringen die meisten Männer zur Erektion. Wenn das geschieht und das Mädchen keinen Geschlechtsverkehr wünscht, sollte sie ihm sagen, daß sie ihre Regel habe, und eine Alternative anbieten. Man kann einen Jungen mit der Hand zum Orgasmus bringen, und wenn sie nicht weiß wie, sollte sie es sich von ihm zeigen lassen.

Leistung

Noch etwas Grundlegendes zwischen Mann und Frau ist die Tatsache, daß sie sich schlimmstenfalls auf den Rücken legen und Sex geschehen lassen kann, während er eine positive physiologische Reaktion braucht – die Erektion. Angesichts aller anderen männlichen Angstgefühle, die sich aus der Tatsache ergeben, daß der Penis nicht nur zum Geschlechtsverkehr dient, sondern ebensolch ein Dominanzsignal ist wie ein Geweih, ist es für den Mann fast unmöglich, die Erektion nicht als Leistung, Errungenschaft und allgemeines Zeichen für Männlichkeit zu betrachten. Für Leute mit Erektionsproblemen hat diese Art von überängstlicher Bemühung die gleiche Wirkung wie starker Lärm oder ein kaltes Bad und macht eine entspannte Erektion nahezu unmöglich. Es ist so, als hätte es der Entwicklungsdämon so eingerichtet, daß Männer ihr Dominanzsignal nur zu zeigen (und sich fortzupflanzen) vermögen, wenn sie eher vertrauensvoll entspannt als aufgedreht sind, um

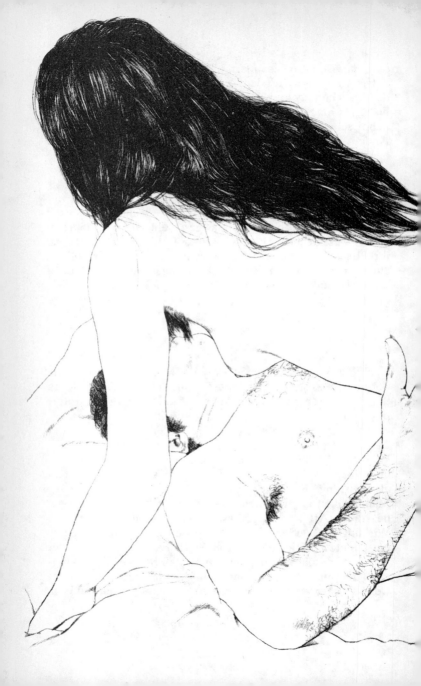

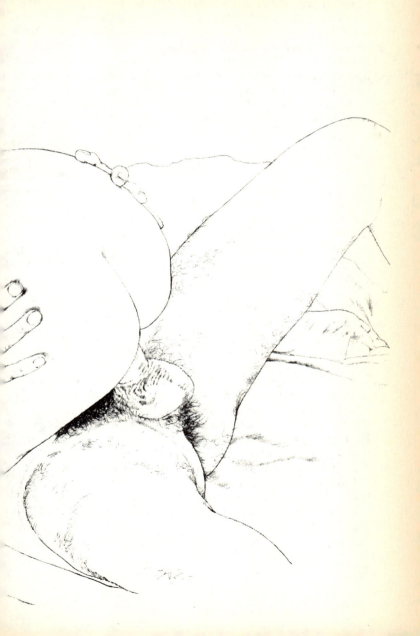

Eindruck zu machen – keine schlechte Einrichtung, aber sie bringt für manche ein gerüttelt Maß an Problemen.

Es gibt keine sichere Methode, Männer ganz und gar davon abzuhalten, Sex als Leistungstest anzusehen. Am besten ist es wahrscheinlich, ihr Interesse auf etwas zu lenken, das wichtig ist, namentlich die feinfühlige Fähigkeit, eine Frau mit oder ohne Erektion zu erregen und zu befriedigen. Diese Leistung ist wirklich lohnend und trägt, indem sie den Zwang beseitigt, zur Besserung der Erektionsängste bei.

Nein sagen

Es ist ein Nebenprodukt der Arbeit, die Erzieher in den letzten Jahren geleistet haben, um mit den unsinnigen Ansichten über die Gefährlichkeit, das Schuldgefühl und die Wertlosigkeit des Sex aufzuräumen, daß einige Menschen zum anderen Extrem übergingen und ihre früheren Ängste ins Gegenteil umwandelten. Sie fürchten, keine Befriedigung zu finden und bekommen Schuldgefühle, wenn sie nein sagen.

Bei einem Paar, das regelmäßig sexuell verkehrt, ist es so ziemlich der beste Test für die Ungezwungenheit ihrer Beziehung, daß jeder nein sagen kann, wenn er aus irgendeinem Grund eigentlich keine Lust auf Sex hat, ohne daß sich jemand schuldig, zurückgewiesen oder offensichtlich verabschiedet fühlt. Frauen, die müde sind (siehe unter »Erschöpfung«) und Männer, die Sorgen haben, sind oft bereit, es zu versuchen und nehmen es dann übel oder sagen nein und haben daraufhin Schuldgefühle. Wenn jemand natürlich die ganze Zeit nein sagt, dann ist etwas verkehrt, und Sie sollten der Sache nachgehen. Bei einem guten Paar können es beide tun, wenn sie keine Lust haben und sich darauf einigen, so vorzugehen.

Für alleinstehende Menschen, oft junge Mädchen, handelt es sich darum, sich nicht erpressen oder allzusehr überreden zu lassen. Die Antwort aus dem Leserbriefkasten »wenn er mit Ihnen schlafen will, meine Liebe, dann liebt und achtet er Sie nicht wirklich«, ist Unsinn. Andererseits neigen alle normalen Männer dazu, zumindest in der Phantasie, mit jeder Frau, mit der sie in näheren Kontakt kommen, schlafen zu wollen, und das trifft noch mehr bei jungen Leuten zu, die ihre Männlichkeit und Begehrenswürdigkeit beweisen wollen. Auch Mädchen brauchen das Gefühl, begehrenswert zu sein, und es gibt komplizierte Gefühle des Nicht-abgelehnt-Werdens, Nicht-übergangen-Werdens und dergleichen. Routinemäßiges Jasagen ist jedoch nicht vernünftiger als erzwungenes Neinsagen; es kann zu noch mehr Ablehnung führen, wenn Sie Ihren Körper als Liebesgabe benutzen, um jemanden zu etwas zu verpflichten, und es ist Blödsinn, wenn Sie nicht hundertprozentig gegen Empfängnis gefeit sind. Es ist Zeit, ja zu sagen, wenn Sie ineinander verliebt sind und beide es ohne Bedingungen und nachfolgende Verpflichtungen genießen werden. Es ist auch besser, nicht aus Mitleid ja zu sagen. Sich aus anderen Gründen zum Jasagen zu entschließen, vor allem, um nicht allein zu sein, funktioniert nur, wenn man willensstark genug ist, nicht enttäuscht zu sein, wenn sich der Sex nicht als Kontaktklebemittel erweist und die Beziehung nicht aufrechtzuerhalten vermag.

Nicht nur Teenager müssen Neinsagen lernen. Eine der wertvollsten Lektionen für die Frauen, die nach Sandstone (siehe dieses) gingen, war genau das.

Oraler Sex

Genitalküsse sind nur deshalb ein Problem, weil sie eine Erwartung der Männer geworden sind, und manche ansonsten sexbetonten Frauen werden durch den Gedanken, nicht durch die Ausführung, wirklich abgeschreckt. Man bekommt die Auskunft: »Er erwartet es, ich finde es wirklich schwierig – macht es Frauen tatsächlich Freude, oder ist es nur männliche Propaganda?« Es macht ihnen wirklich Freude, nicht nur wegen der Reaktion ihres Partners, sondern wegen des sinnlichen Teils des Erlebnisses – die Beschaffenheit des Penis, die Sinnlichkeit ihres eigenen Mundes und oft der Samenerguß – der das Säuglingsalter mit einer besonderen Erwachsenenintimität und einem Gefühl der Empfängnis vermengt. All das ist kaum erstaunlich, und zwar deswegen, weil es eine generelle Säugetierliebkosung ist (so viel über seine Unnatürlichkeit) und das Männchen wahrscheinlich einen Geruchslockstoff besitzt, der das Weibchen in Erregung versetzt.

Andererseits ist jede übermäßige Erwartung schlecht und führt zu Ablehnungsgefühlen, wenn das, was den einen Partner erregt, den anderen abkühlt. Oft wird eine durch Widerwillen verursachte Hemmung durch Mangel an Gegenseitigkeit verstärkt: Er will, daß sie ihn mit dem Mund bearbeitet, will es aber selbst nicht tun und ist im Grunde ebenso von Abscheu berührt wie sie, wenn er das auch oft nicht zugibt und irgendeinen

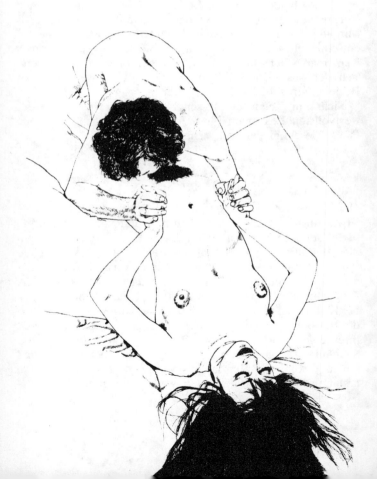

anderen Grund anführt. In Wirklichkeit sollte auf niemanden irgendein Druck ausgeübt werden, eine bestimmte Form des Sexualverhaltens anzunehmen – nur Ermutigung, Gutes nicht zu versäumen.

Oraler Sex hat sich in knapp zehn Jahren von böser Magie zu einem obligatorischen Merkmal sexuellen Erregtseins entwickelt. Dennoch gibt es noch manche von Narren geschaffenen Staatsgesetze, die oralen Sex zu einem Verbrechen machen. (Man kann sich nur schwer vorstellen, daß geistig gesunde Gesetzgeber sich hinsetzen und ernsthaft vorschreiben, welchen Teil Ihres Mannes oder Ihrer Frau Sie küssen dürfen.) Die Genitalien sind erst seit kurzem nicht mehr »schmutzig« wie es Generationen von Eltern, Kindermädchen und Lehrern behaupteten; deshalb ist es nicht verwunderlich, daß manche Menschen noch immer Probleme haben. Bei Leuten, die sich nicht waschen – und die gibt es bei beiden Geschlechtern –, sind sie unsauber, und sie zu küssen ist unangenehm wie der Mund von Menschen, die sich nicht die Zähne putzen.

Guter oraler Sex ist nicht nur eine erstklassige Liebesgabe für einen Partner, sondern auch ein potentielles Reizmittel für den Spender, und es ist eine Liebeserfahrung, um die es schade wäre, sie sich entgehen zu lassen, es sei denn, daß sie einen wirklich abkühlt. Sie werden irgendwelche unnötigen Hemmungen nicht los, wenn Sie gehemmte Psychiater lesen, die einem nahelegen, daß es erniedrigend sei und in Wirklichkeit Masochisten gefalle (sie sagen das gleiche von Frauen, die gern von hinten verkehren). Es lohnt sich, dieses Vorurteil zu überwinden. Veranlassen Sie ihn, sich zu waschen, wenn er es nicht tut. Es besteht wirklich kein großer Unterschied, es sei denn in der inneren Einstellung, zwischen der Beschäftigung mit einem sauberen Penis und einem Daumen, also üben Sie mit einem Daumen. Es ist nützlich, es gegenseitig zu tun – sagen Sie »Jetzt bin ich an der Reihe« und schieben Sie seinen Kopf in die gewünschte Richtung. Aber betreiben Sie nichts von Ihrem Sex auf der Grundlage »wenn Du's nicht tust, tu ich's auch nicht«. Wenn es der Samenerguß ist, den Sie nicht mögen, so lassen Sie ihn einfach aus. Und denken Sie daran, wenn Sie das einmal abgestoßen hat und Sie es plötzlich unaufgefordert tun, wird sich die Mühe höchstwahrscheinlich lohnen. Vielleicht wird es nie Ihr bevorzugtes Sexspiel sein, aber der Penis ist eines der zwei besten Spielzeuge, die es auf der Welt gibt. Die meisten Frauen, die guten oralen Sex spenden, tun es, weil sie es selbst besonders erfreulich finden, nicht weil ein anspruchsvoller oder unempfindlicher Mann es ihnen auferlegt. Es ist auch eine Situation, in der sie völlige Kontrolle besitzen, nicht eine Art von Hausarbeit.

Eine andere Folge aus der Erwartung des Mannes ist der Umstand, daß manche Männer annehmen, oraler Sex sei das

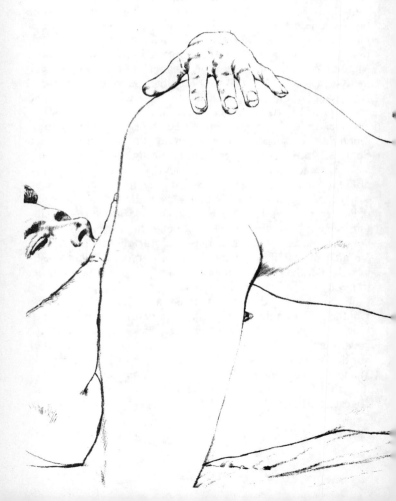

Höchste. Wenn sie dann nicht zum Orgasmus kommen, sagen sie vielleicht, Sie könnten nicht richtig damit umgehen. In Wirklichkeit kann mehr als ein Viertel der Männer auf diese Weise nicht ohne zusätzliche Handarbeit zum Orgasmus gebracht werden, wie geschickt die Frau auch sein mag: dazu gehören viele, die häufig andere Arten von Sex betreiben und einfach mehr Reibung brauchen, als Zunge und Lippen bieten können. Das ist wichtig zu wissen.

Was den Mann betrifft, liegt der einzige Grund, warum lustvolles Einbeziehen all ihrer Geschlechtsteile in seine orale Betätigung keine allgemeine weibliche Erwartung wurde, die zu ähnlichen Hemmungen bei den Männern führte, darin, daß Frauen unvernünftigerweise ihre Bedürfnisse aus Angst, sie

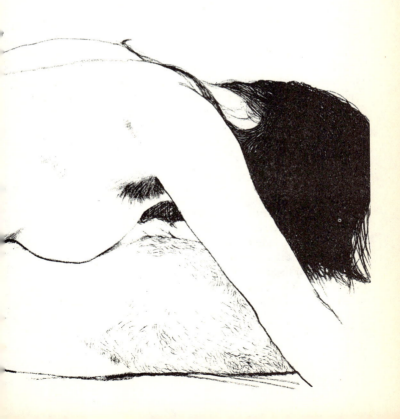

könnten schlecht aufgenommen werden, verschwiegen haben. Alle Frauen, die jemals gute Genitalküsse kennengelernt haben, werden sie erwarten, viele, die sie nicht kennen, würden sie gern haben, und das Lesen und das offenere Gespräch über Sex werden die Lage ausgleichen, in welcher bis vor kurzem nur Männer ihr Begehren zum Ausdruck brachten. Leider haben sehr viele Psychologen bisher noch die Idee unterstützt, das Küssen der weiblichen Vulva sei ein Akt der Unterwerfung und so weiter. In einer guten Atmosphäre sind alle Genitalküsse für beide Partner gleich wichtig. Sie sollte sich waschen (Fruchtessenzen sind keine Hilfe), aber darüber hinaus sind alle Abneigungsprobleme eine Sache der Unvoreingenommenheit und sollten einen einzigen Versuch nicht überdauern.

Der saubere Genitalgeruch beider Geschlechter ist ein angeborenes Reizmittel. Wenn er unangenehm ist, stimmt etwas nicht. Sie sollte es herbeiführen, wenn sie es wünscht – bei manchen Männern hat es keinen Sinn, auf Initiative zu warten. Überdies sollte er dazu bereit sein, ein gutes Maß an Technik zu entwickeln. Es hat keinen Sinn, fünf Minuten zu arbeiten und dann zu sagen: »Jetzt bin ich an der Reihe.« Im Gegensatz zu Männern können manche Frauen es eine halbe Stunde lang genießen und nachher noch sexuell verkehren. Da dies für beide Geschlechter zu den lohnendsten Dingen gehört, lohnt es sich für Sie beide, Virtuosen auf diesem Gebiet zu werden.

Seine und ihre Rolle

Es gibt einfach biologische Unterschiede zwischen Mann und Frau – wenn es keine gäbe, gäbe es dieses Buch nicht –, aber außer den wirklich offensichtlichen ist es das auffallendste, daß es unter den tatsächlichen und vermutlichen Verhaltensweisen und Fähigkeiten, die unsere Kultur als männlich oder weiblich einstuft, praktisch unmöglich ist zu sagen, welche angeboren sind und welche nicht. Mag sein, daß Frauen wirklich in der Intuition (das heißt, in der Fähigkeit, nonverbale Zeichen zu erkennen) biologisch überlegen sind. Vielleicht aber erwartete es die Gesellschaft bloß, und sie erwarben diese Fertigkeit. Es mag einen angeborenen Grund für die überwiegende Mehrzahl an männlichen Komponisten und Malern geben, oder ähnlich könnte es sein mit der Vorherrschaft von Nicht-Eskimos im US-Kongreß. Sogar wenn man mit dem Argument beginnt, daß Männer Meisterwerke hervorbringen, weil Frauen Kinder bekommen und das lieber tun, beginnt man mit einer Reihe von Annahmen, die den Frauen durch eine Gesellschaft auferlegt wurden, die ihnen auftrug, sie sollten lieber Babys haben. Nun sind Babys kein Zwang mehr, so daß mehr Frauen Zeit und Gelegenheit zum Wettbewerb haben werden – Bach brauchte die Nasen seiner Kinderschar nicht zu schneuzen und konnte sich seiner Tätigkeit als Organist widmen, während das einzige Organ, für das Frau Bach wohl Zeit hatte, nur das ihres Mannes war.

Fast alle feineren Unterschiede in der wirklichen Reaktion zwischen Mann und Frau in unserer Gesellschaft sind von dieser »wahrscheinlich erlernten« Art. Tatsächlich wissen wir von Kindern, die unter falschem Sexualverständnis aufwuchsen, daß Sexrollen und sogar biologisch Wirkendes wie Aktivität und die Wahl von aggressivem oder nichtaggressivem Spiel zu ungefähr 80 Prozent erlernt sind, obwohl der Hormonhaushalt das Verhalten in männlicher und weiblicher Richtung beeinflussen kann und das auch tatsächlich tut. Beim Menschen überwiegt das soziale Verhalten ganz gewaltig.

Wir lernen somit, gemäß den von der Gesellschaft bestimmten Regeln, männlich oder weiblich zu sein. Da diese Regeln sich ändern, wird es auch die Erwartung tun, welche einem Kind beim Lernen seiner Geschlechterrolle auferlegt wird. Vielleicht lernen unsere Kinder, daß die Rollen der Geschlechter in der Gesellschaft sehr ähnlich sind und wachsen so auf wie Rennpferde – bei denen beide Geschlechter ziemlich gleich aussehen und die Chancen für ein männliches und ein weibliches Pferd ungefähr gleich sind. Daraus sollte eigentlich klar ersichtlich sein, daß es keine feststehenden menschlichen Geschlechterrollen gibt – jede Zeit formt ihre eigenen und gibt sie weiter. Man kann von Frauen erwarten, daß sie schreien und in Ohnmacht fallen oder daß sie an Luftlandeaktionen teilnehmen, daß Männer über Frauen herrschen und sie als Sklaven behandeln oder sich ihnen völlig unterwerfen. Es hängt davon ab, wann man lebt und wo (obgleich es zu allen Zeiten Menschen beiderlei Geschlechts geben kann, die ihre Rolle gern aufnehmen oder sie hassen). Alles in allem haben die freundlichen und auf Sexualität konzentrierten Gesellschaftsformen einen auf

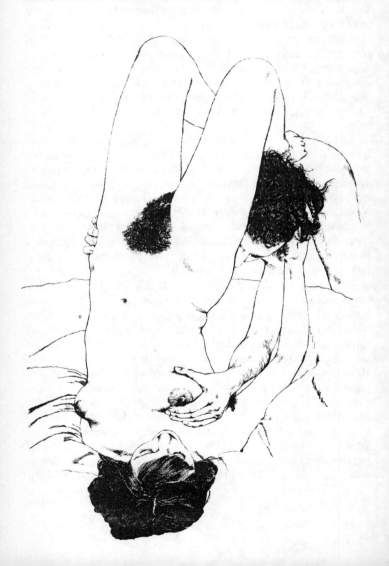

liebevoller Gleichheit mit ein wenig Abwechslung basierenden Ausgleich gefunden.

Wir wollen uns hier nicht eingehend mit den sozialen Aspekten der männlichen und weiblichen Gleichheit befassen, weil sie weitgehend diskutiert wurde. Die biologischen Unterschiede bleiben und sind interessant. Der erste und auffälligste liegt darin, daß der Mann eine Erektion bekommt, während die Frau ihn einläßt. Das kann beeinflussen und hat auch die Einstellung beider beeinflußt (siehe unter »Eindringen«, »Leistung«), tut es jedoch in weit höherem Maß in der traditionell männlich-chauvinistischen Ordnung als zwischen Menschen, die eine andere, weniger polarisierte Einstellung besitzen und die gelernt haben, mit ihrem ganzen Körper zu lieben. Wieviel wir auf einem biologischen Faktum aufbauen, hängt davon ab, wie stark unsere Gefühle – und wie stark unsere Hemmungen – in dieser Hinsicht sind.

Zweitens können Frauen Kinder gebären und stillen, Männer nicht. Außerdem sind Männer nicht dafür programmiert, sehr kleine Babys zu ernähren, denn es fehlt ihnen die Fettschicht unter der Haut, welche die richtige Körperbeschaffenheit liefert, und das spielt wahrscheinlich eine größere Rolle als die Fähigkeit, Milch zu geben oder nicht. Es ist auch möglich, daß sie nicht den richtigen Geruch haben. Unsere Kultur hat einiges davon umgangen, insofern, als keines der beiden Geschlechter die Babys nackt ernährt, obgleich es, soweit wir es aus der Affenbiologie wissen, vielleicht besser wäre, wenn sie es täten. Es mag auch einmal wichtig gewesen sein, daß eine Frau keinen Bart hatte, der ihren Gesichtsausdruck verborgen hätte.

Eine viel wichtigere Tatsache liegt darin, daß Frauen heutzutage Babys haben »können«; vor gar nicht langer Zeit war es ein »müssen«. Da nun Mutterschaft eine reine Frage der Wahl ist, kann Sex wieder der Entspannung und nicht der Fortpflanzung dienen, ganz nach Belieben. Das ist der bedeutendste Einzelfaktor, welcher die Bedürfnisse und Erfahrungen von Mann und Frau ähnlicher und gleichwertiger macht. Zwangsschwangerschaft – die Sanktion hinter den meisten anderen Demütigungen – ist das Wichtigste, wovon die Frauen befreit wurden. »Unerfüllte biologische Mutterschaftstriebe«, welche über die Liebe zu Kindern und den Wunsch, eines zu haben, hinausgehen, stellen gewöhnlich, wie Kants kategorischer Imperativ, etwas dar, das die Person vor ihrem fünften Lebensjahr lernte, und sind auf das zurückzuführen, was die Mutter sagte oder tat, nicht auf Hormone oder Jungsche Fabelwesen.

Drittens sind die Hormonmodelle der Frau zyklisch, die des Mannes nicht. Abgesehen von der Tatsache, daß magische Vorstellungen über die Menstruation seit der Steinzeit eine Hauptursache für die Herabsetzung der Frauen sind, ist dieses Faktum von Bedeutung, weil der Hormonzyklus die geistige und körperliche Leistung und die seelische Verfassung zu einem gewissen Grad beeinträchtigt, was Sportlern und Prüfungskandidaten zu ihrem Nachteil bekannt ist. Die meisten Selbstmorde und Affektverbrechen bei Frauen ereignen sich in den wenigen Tagen kurz vor einer Menstruation – bei Männern sind sie unabhängig von der Zeit verteilt –, aber obwohl wiederkehrende Erscheinungen wie Epilepsie, Migräne oder Depression oft mit dem Zyklus zusammenfallen, treten sie nicht unbedingt häufiger auf als bei Männern. Es gibt auch Bestrebungen in der Richtung, die Menstruation zu unterbinden, falls kein Risiko damit verbunden ist. Das wird manchmal schon jetzt gemacht, obwohl es noch ein wenig gefährlich erscheint.

Ob es Unterschiede in der Einstellung gibt, abgesehen von denen, die daraus entstehen, daß man Erfahrungen dieser Art hatte oder nicht, oder Unterschiede in der Befähigung, abgesehen von den Rollen, welche Männer und Frauen zu erwarten gelernt haben, können wir nun einmal nicht wissen, ehe nicht beide Geschlechter, wenn überhaupt, ähnlichere soziale Rollen einnehmen. Wenn es welche gibt, ergänzen sie sich wahrscheinlich.

Zwischen Liebenden bestehen die Unterschiede, auf die es ankommt, in den Muskeln und dem spezifischen Gefüge – die Beschaffenheit jedes Geschlechts bereitet dem anderen großes Vergnügen, und da ist der reproduktiv-mütterliche Widerhall echt und wertvoll. Sie hat eine nährende Oberfläche und Brüste, und sie riecht weiblich – alle Männer hatten Mütter, und das ist eine Wonne. Er ist anders gebaut als sie, er ist oft so stark, daß er

134

sie aufheben kann, und alle Frauen hatten Väter. Harmloses, halb-verführerisches Spiel mit einem Vater im Kindesalter ist bekanntlich so ziemlich die beste Garantie dafür, daß eine Frau, sobald sie erwachsen ist, voll auf Mäner reagieren wird, und vieles davon liegt in dem Sich-Vorher-Ausmalen des Kontaktes mit einem Mann. Es kann auch Abneigungen verursachen, wenn die Erinnerung verkehrt ist. Bevor man zu der ebenso faszinierenden sichtbaren und greifbaren Erforschung der gegenseitigen Genitalien übergeht, gehört die Erforschung dieser Reaktionen zu dem Besten in der wechselseitigen Einwirkung von Mann und Frau.

Sicherheit

Es ist ein psychiatrischer Volksglaube, daß Sicherheit bei Frauen als Auslöser wirkt. Das trifft keineswegs immer zu: es gibt gar nicht wenige Frauen, für die Gefahr oder Aufregung Auslöser sind – wie die Frau in »Une Femme Mariée«, die sich jedesmal liebkost, wenn sie im Taxi auf der Fahrt zu ihrem Liebhaber an einem Zeichen »Gefährliche Kreuzung« vorbeikommt. Es stimmt aber andererseits zum Teil. In einer neuen Untersuchung von Dr. Fisher stand das Sicherheitsgefühl in einer höheren Wechselbeziehung zum Orgasmus als irgendein anderer sexueller Umstand. Wahrscheinlich verhält es sich so, daß einerseits Unsicherheit für beide Geschlechter abkühlend wirkt, andererseits die Gesellschaft den Frauen eine sozial gesicherte Partnerschaft als Vorbedingung für Freude am Sex auferlegt hat. Die Dinge, welche Männer verunsichern, haben andererseits, von sexueller Fehlleistung abgesehen, nichts mit dem Schlafzimmer zu tun. Sehr dominierende und selbstbewußte Frauen merken das nicht so sehr, aber die meisten von ihnen brauchen entweder eine dauerhafte Beziehung oder eine feste Gemeinschaft als Hintergrund. Das könnte der Verlust der Angst vor Schwangerschaft ändern, der ein gesunder biologischer Hintergrund für ein Sicherheitsbedürfnis wäre.

Letzten Endes liegt für manche Menschen die Sicherheit nicht auf der sozialen Ebene, sondern bloß darin, sich mit dem

Partner, den sie bei dieser Gelegenheit haben, wohl zu fühlen, und in ihrer richtigen oder falschen Kommunikation. Über Maslows diesbezügliche Entdeckungen siehe unter »Aggression«.

Unsauberkeit

Hier stehen zwei Wahrheiten im Widerstreit: zu richtigem Genießen von Sex gehört es, daß man den Gedanken überwindet, die Geschlechtsteile, dazu ihre Ausscheidungen und das ganze Drum und Dran – damit der menschliche Körper als Ganzes – seien unsauber, schmutzig, irgendwie gemein oder abstoßend. Zugleich ist Sex auf praktischer Ebene unsauber, und in unserer Kultur haben oft die Frauen, wie befreit sie auch sein mochten, saubermachen müssen und tun es häufig noch immer. Samen ist nicht unsauber, läßt sich aber nicht leicht von Möbelstücken oder aus den Haaren entfernen, und wie gut der Sex auch sein mag, es ist doch peinlich, wenn man in einer Lache liegend aufwacht oder seinen Mann dabei ertappt, wie er seine Hände oder seinen Penis an den sauberen Laken abwischt, wenn man ein Handtuch vorbereitet hat. Manche weibliche Überempfindlichkeit ist recht nützlich.

Teilen Sie das Problem auf und geben Sie auch Sinnlichkeitsübungen einen praktischen Nutzen. Geschlechtsverkehr während der Menstruation ist in Ordnung, aber tun Sie es dort, wo es keine Flecken macht, zum Beispiel unter der Dusche. Für andere Zwecke benutzen Sie auf vernünftige Weise Handtücher, aber drücken Sie sie nicht einem Partner in die Hand, der soeben einen Orgasmus hatte oder wischen Sie den Samen so eilig ab, daß es aussieht wie eine Ablehnung – ziehen Sie Bilanz. In manchen Situationen, zum Beispiel bei langsamer Masturbation des Mannes, spritzt der Samen überallhin (es kann aussehen, als nähme die Ejakulation gar kein Ende), und der Springbrunnen gehört zu den Dingen, welche die Frau reizen. Da ist es besser, nachher sauberzumachen, als ihm ein Tuch überzuwerfen und den letzten Spritzer zu verlieren. Sie könnten ihm ein Kondom überziehen, wenn es wirklich erforderlich ist, keine Spuren zu hinterlassen, aber dann entgeht Ihnen ein Teil des Vergnügens.

Wenn Sie die Wahl haben, ist es wichtiger, sich nicht Gedanken darüber zu machen, daß Sex und irgendwelche damit verbundene Flecken »schmutzig« sind. Wenn aber die praktischen Aspekte unangenehm werden, verwenden Sie die gleiche Erfindungsgabe, die Sie in einem Motel benutzen würden, wo Sie nicht wollen, daß Sie Zuschläge bezahlen oder in Verlegenheit geraten müssen. Beziehen Sie Ihr Sexbett mit schnell waschbaren Laken und die Matratze darunter mit nicht-knisterndem Plastikbelag (das tun Motels, und nicht aus Angst vor Bettnässern). Wählen Sie samenbeständige Sexmöbel (dann brauchen Sie nicht zu unterbrechen und etwas zu suchen, das Sie über den Stuhl breiten können). Inwieweit Sie Ihr Haus oder einen Teil davon im Hinblick auf sexuelle Erfordernisse einrichten, hängt davon ab, wie weit Sie gekommen sind – und wie oft.

Vaginaler Orgasmus

Manche Frauen empfinden bei ihren Orgasmen immer die gleichen Gefühle, und manche haben ein gewohnheitsmäßiges Modell – einen großen oder mehrere oder eine Hochfläche, in der alle zusammenlaufen. Doch sogar mit einem gewohnheitsmäßigen Modell überraschen sich die meisten Frauen mitunter durch einen massiven, uneingeschränkten Höhepunkt, während sie normalerweise auf einer flacheren Stelle der Erregungskurve bleiben, oder durch eine andere Variante. Die beiden Geschlechter fühlen auch den Orgasmus anders, wenn er anders erteilt wird, zum Beispiel per Hand oder Mund. Bei Frauen sind die Klitoris und die sie umgebenden Gewebe die üblichsten Auslöser, manche finden jedoch deren unmittelbare Stimulierung allzu intensiv und ziehen die mit tiefem Eindringen verbundene Annäherung an diese Gegend vor. Wenn sie einmal richtig in Laune sind, können ziemlich viele Frauen von beinahe jeder Körperregion Orgasmen bekommen – Ohrläppchen, Brüste, Finger, Fußsohlen – und sogar beim Hören von Musik

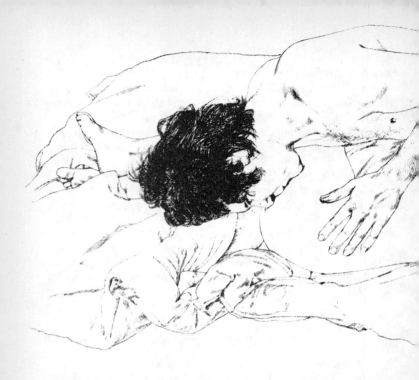

oder beim Zusehen eines Fußballspiels. Wir kennen eine Frau, die nicht mehr zu ihrem Friseur gehen kann, weil das Ausbürsten ihres Haares bei ihr Orgasmen auslöste. Zum Glück hat niemand versucht, all das zu katalogisieren.

Orgasmen, wie aufgedrehte Menschen sie empfinden, haben ein gewisse Ähnlichkeit mit Weinsorten und lassen sich ebenso schwer klassifizieren. Leider haben sich, wie immer, die nichtspielenden Beobachter eingeschaltet (hauptsächlich Männer): »klitorale« Orgasmen seien unreif, »vaginale« Orgasmen unfrei und es gebe sie nicht usw. Abgesehen von dem Umstand, daß die meisten dieser Autoren keinen weiblichen Orgasmus gehabt haben können und das, was sie schreiben, so klingt, als hätten sie noch nie einem beigewohnt, haben sie bei Menschen, die noch nicht gelernt haben, daß das meiste belehrende Geschreibsel über Sex Unsinn ist, Ängste hervorgerufen. Wenn man darüber

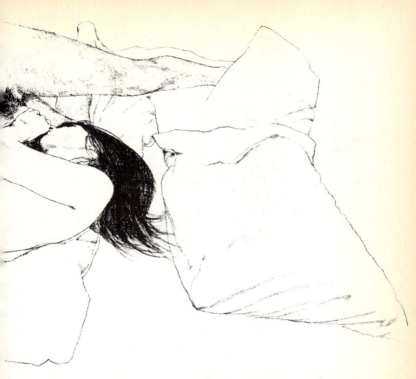

nachdenkt, ist es das Beste, man kostet sein eigenes Modell voll aus und erkundet andere Reaktionen, um zu sehen, ob man eine Abwechslung hineinzubringen vermag.

Der Ursprung des Streits über klitoralen oder vaginalen Orgasmus lag in Freuds fixer Idee, daß die Peniseinführung die einzige reife Sexbetätigung sei, und seiner Vorstellung, die Klitoris sei ein kleiner Penis, so daß man, um eine reife Frau zu sein, die Empfindungsfähigkeit auf die Vagina »übertragen« muß (die zufällig gar keine sensorischen Nervenenden besitzt). Das beachtet die Frage, wozu dann die Klitoris da ist, anscheinend nicht – eine Klingel an der Eingangstür ist da, um geläutet zu werden. Natürlich hat eine reife Frau an tiefem Geschlechtsverkehr Vergnügen, und es gibt dafür biologische Gründe, wenn sie Kinder bekommen soll, aber Freud hat die Spielfunktion des Sex nie erkannt, und seine Vorstellung von

Reife war so streng wie die Vorstellung der Katholiken von Tugend. Die Klitoris ist dazu da, um sich an ihr zu vergnügen, und wenn sie Ihr Maskottchen ist, kümmern Sie sich nicht um diese Theorie.

Wahr scheint allerdings zu sein, daß manche Frauen, entweder immer oder manchmal, ein anderes und oft sogar noch beglückenderes Gefühl bei schnellem Geschlechtsverkehr ohne Vorspiele, aber mit sehr tiefem Eindringen, empfinden und das vom Orgasmus unterscheiden, den sie durch Klitorisstimulation oder auch durch gewöhnlichen, aber weniger heftigen Verkehr bekommen. Es scheint hier nicht die Vagina, sondern das Bauchfell, die empfindliche Haut an der Innenseite des Unterleibs, die Auslösergegend zu sein. Diese Art des Orgasmus erzeugt ein keuchendes, atemanhaltendes, einmaliges

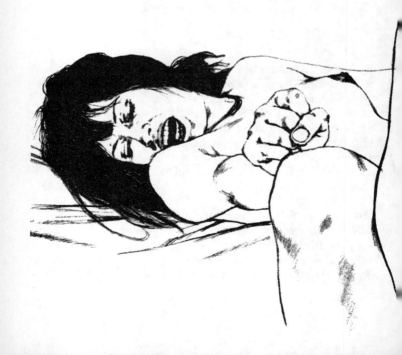

Spitzengefühl, und Frauen, die wissen, daß sie beide Orgasmusarten bekommen können, sind sich oft bewußt, welche sie gerade bei dieser Gelegenheit wünschen. Zu viel Klitoriskontakt oder Vorspiel scheint diese spezielle Reaktion zu blockieren, die, wenn sie kommt, so schnell ist wie die eines Mannes. Subjektive Schilderungen können bedeuten, daß eben die Vorliebe für eine bestimmte Form bei jedermann verschieden ist, man muß sie aber in Betracht ziehen, auch wenn in den physiologischen Veränderungen nicht viel Unterschied besteht – schließlich ist es wichtig, was man bei einem Orgasmus fühlt, nicht seine Physiologie.

Wenn das Bauchfell sexuell empfindlich ist, könnte das erklären, warum analer Geschlechtsverkehr bei manchen Menschen beiderlei Geschlechts funktioniert; das einzig spezifisch Weibliche daran ist, daß die meisten Männer nicht routinemäßig angebohrt werden. Wahrscheinlich erklärt es auch, warum der Druck auf den Unterleib bei manchen Frauen die Reaktion steigern kann. Da aber nicht alle so reagieren, hat es keinen Sinn, enttäuscht zu sein, wenn es bei Ihnen nicht so ist.

Manche sehr unsichere Frauen lehnen die Klitorisreaktion völlig ab und finden sie widerlich, zu heftig oder unzärtlich. Das ist oft ein Überbleibsel von Masturbationsängsten oder einer Unfähigkeit zu sinnlicher Entspannung, es sei denn, der Partner dringt tief ein, was das Gefühl, ihn zu »besitzen«, verstärkt und mütterliche Assoziationen enthält, die sie beruhigend finden. Das könnte seltener vorkommen, wenn man Frauen und Mädchen ermutigte zu masturbieren. Gute Masturbation steigert die Reaktion, indem sie Billigung der Sinnlichkeit lehrt und keine tiefen Reaktionen beeinträchtigt, die sich später entwickeln können. Es wäre schade, sich eine davon entgehen zu lassen. Siehe unter »Masturbation und Lernen«.

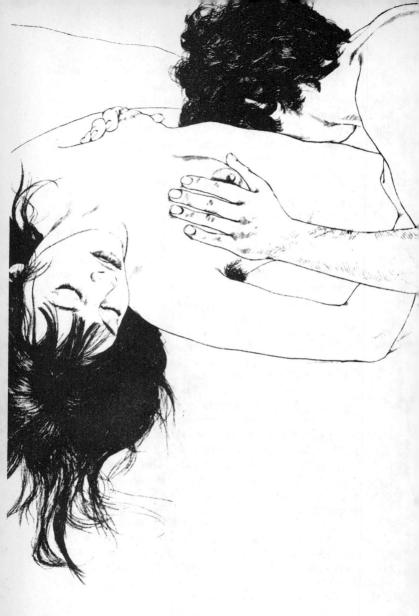

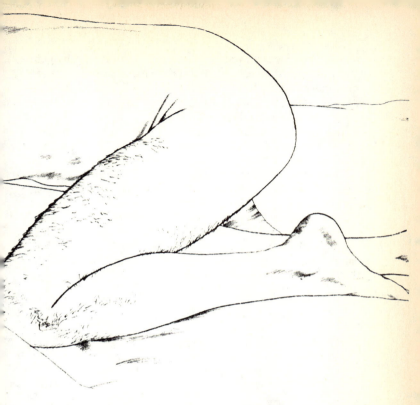

Zeit genug

Die Heranwachsenden sind sich einer Tatsache nicht bewußt: daß man fürwahr genug Zeit hat. Die Erwachsenen sollten sie darauf aufmerksam machen, wenn sie können – nicht daß junge Menschen vernünftige Gelegenheiten für sexuelle Erlebnisse ablehnen sollten, bloß um Erwachsenen Freude zu machen oder um sich den Erwartungen Erwachsener zu fügen. Der sechzehnjährige Junge, der hört, wie Jungen seines Alters oder etwas ältere mit den Mädchen prahlen, die sie gehabt haben und das Mädchen, dessen Klassenkameradinnen mit ihren Verabredungen prahlen, sind nicht unwiederbringlich sitzengeblieben, wenn sie auch sicher im Augenblick dieses Gefühl haben. Wenn andere wirklich gesellschaftlich mehr Erfolg haben, ist der beste

Rat: »Merken Sie sich, wie die es machen und warum Sie nicht Erfolg haben. Oft ist es deshalb, weil sie mehr Selbstvertrauen haben, das mit dem Alter kommt, und vielleicht haben sie sich die Mühe gemacht, sich gesellschaftliche Fähigkeiten, wie zum Beispiel Tanzen, anzueignen.«

Einige der schlimmsten Hemmungen des Selbstvertrauens beruhen auf dem Äußeren – unreiner Teint oder Übergewicht – und auch diese heilen oft zwischen dem sechzehnten und siebzehnten Lebensjahr. Ist das nicht der Fall, kann man später auf vernünftige Weise damit fertigwerden: die Hauptsache ist, dafür zu sorgen, daß sie in den wichtigen Jahren die sexuelle und persönliche Selbstachtung nicht beeinträchtigen und einen jungen Menschen allzu schüchtern machen oder bei dem Versuch, nachzuholen, dazu bringen, völlig wahllos zu schlafen. Beachten Sie, daß die pickeligsten, dicksten und unansehnlichsten Erwachsenen beiderlei Geschlechts Partner finden (sagen

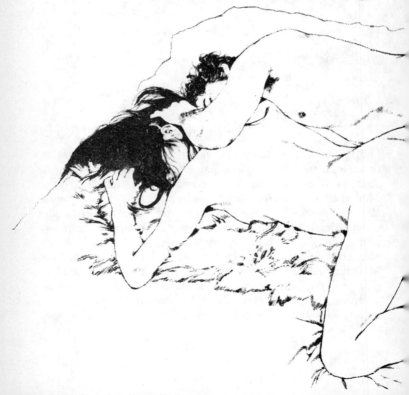

Sie den jungen Leuten, sie sollen sich Ihre Gäste beim Abendessen ansehen – die wurden nicht alle so, als sie ins mittlere Alter kamen).

Körperliche Ängste sind wohl die lähmendsten sexuellen Unzulänglichkeiten – es gibt faktisch keinen Körperbau, den man nicht durch gesellschaftliche Fähigkeiten wie Lebhaftigkeit, Humor und Aufmerksamkeit wettmachen könnte. Man muß sie nur lernen. Mit sechzehn ist jeder linkisch, und wenn Ihr Kind seine Zeit damit verbringt, sich zu grämen, weil es übergangen wird, wird es sich diese Fähigkeiten nicht aneignen. Leider begegnen uns allen, mit Ausnahme der Glücklichen unter uns, die meisten Demütigungen durch ebenso unreife Klassenkameraden, wenn wir am wenigsten dafür gerüstet sind, uns lachend darüber hinwegzusetzen. Die wichtigste Fähigkeit ist zu lernen, dem anderen Geschlecht als Menschen zu begegnen (ohne anzugeben oder in kalten Schweiß auszubre-

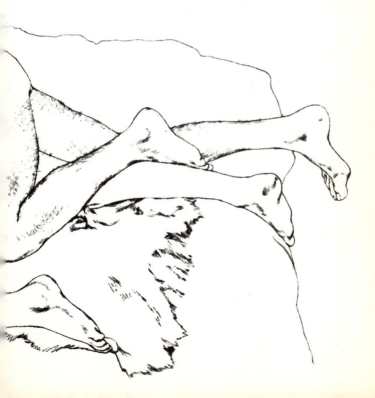

chen, und vor allem ohne sich zu überhasten, aus Angst, jemand mit mehr Selbstvertrauen könnte einem zuvorkommen). Jugendliche sollten die Haltung von Klassenkameraden, die sich als »richtige« Männer oder als Sexsirenen gebärden und die innerlich wahrscheinlich ebenso gehemmt sind wie sie, nicht nachahmen. Sie sollten sich tatsächlich klar sein, daß alle sich unsicher fühlen, wie zuchthengstähnlich oder schön oder beliebt sie sein mögen. Niemand versucht, in knapp drei Wochen Skilaufen zu lernen, und Liebe ist eine kompliziertere Kunst als Skilaufen.

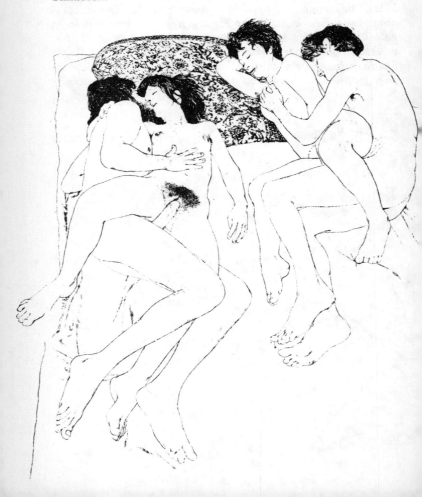

Paare und andere

Dreiergruppen

Eine Dreiergruppe, an der ein zusammengehörendes Paar und ein dritter Partner beteiligt sind, kann ein einzigartiges, eindrucksvolles Sexerlebnis sein, wenn die Bedingungen stimmen (und eine eiskalte Dusche, wenn es nicht so ist). Es stellt auch die bei weitem üblichste erste Erfahrung auf dem Gebiet erweiterter Sexualität dar.

Der dritte Partner kann sowohl männlichen als auch weiblichen Geschlechts sein. Die beiden gleichgeschlechtlichen Teilnehmer werden oft, anstatt die von der Gesellschaft erwartete Eifersucht zu empfinden, überaus vertraut, so als ob sie alle ganz geschlechtslos wären – eine Art Schwestern- oder Bruderschaft. Bei Frauen kann das zu ganz unerwartetem gegenseitigen sexuellen Ausdruck führen, der nichts Lesbisches an sich hat und den Mann sehr erregen kann. Sie sollten, wenn das geschehen ist, nachher nicht aus der Fassung geraten – es ist völlig normal. Die meisten Männer bleiben auf einer Ebene starker Freundschaft, können aber auch weitergehen, wenn die Vorstellung von Kontakten mit einem Mann sie nicht stört – gewöhnlich behandeln sie die Frau als Brücke.

Eine Dreiergruppe wird nicht funktionieren, wenn ein Teilnehmer einen Partner bringt, der die Absicht hat, sich einzudrängen; wenn ein Paar mutwillig eine dritte Person verführt, welche durch das Erlebnis völlig außer Fassung geraten kann, oder die Gelegenheit auszunutzen versucht, um den anderen zu ärgern oder etwas zu beweisen (»du weißt ja gar nicht, wie man richtig fickt – du solltest mich mal mit Mabel sehen«). Ebenso wird es nicht klappen, wenn Sie, entgegen besserem Wissen aller, versuchen, die Stimmung mit Alkohol aufzuheizen. Das endet mit Ekel und Vorwürfen. Es kann funktionieren, wenn ein durch und durch vertrauensvolles und liebendes Paar, das eine befriedigende sexuelle Beziehung hat, jemanden einlädt, den beide gern mögen und von dem sie genug wissen, um sicher zu sein, daß es für alle drei ungefährlich ist. Die Beziehung ist ein eher subtiles Geschenk nach zwei Seiten – die Frau, die eine andere einlädt, weil diese ihrem Mann gefällt, macht ihm ein Geschenk (nicht zuletzt das Gefühl, daß sie völlig sicher ist und nicht eifersüchtig zu sein braucht), und beide machen der anderen Partnerin das Geschenk, ihre gesicherte Intimität zu teilen – und ihre sexuelle Erfahrung. Das gleiche gilt im umgekehrten Fall.

Menschen, die aufrichtig zueinander stehen, sagen: »Wir wollen uns lieben, möchtest du mitmachen?« Es ist besser, man ist ehrlich, als man versucht, jemanden hereinzulegen. Eine Dreiergruppe beginnt am besten mit freundlichen Annäherungen mit dem dritten Partner in der Mitte. Dann befassen sich die beiden Partner des Paares mit dem Gast (Massage ist ein

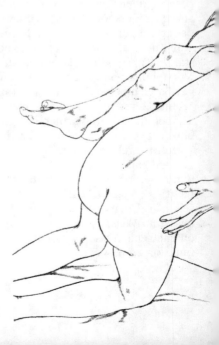

ausgezeichneter, zwischen Männern nicht peinlicher Anfang, der allmählich sexuell werden kann). Manchmal scheint freundliche Intimität während der ganzen Nacht mit abwechselndem Geschlechtsverkehr die richtige Aufeinanderfolge zu sein – oder es kann ausgelassen verspielt sein. Wir hörten von einem Mann, um den die zwei Frauen mit einer Münze losten – die Ehefrau gewann und bekam den Orgasmus ihres Lebens. Vernünftige machen aber für dieses oder andere Sexerlebnisse kein Programm. Wenn es schiefgeht, sind sie klug genug, aufzuhören, falls einer der drei Beteiligten es verlangt, und gehen zu einfacher Intimität – Schlaf oder Plattenhören – über.

Dreiergruppen sind am besten, wenn beide den Neuankömmling als Paar einladen, etwas Einfühlungsvermögen dabei

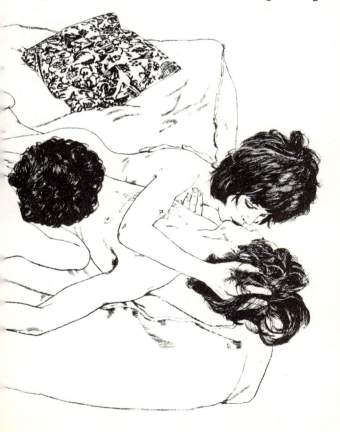

zeigen, wen sie einladen, aufrichtig spielen – keine falschen Einladungen und Riesen-Martinis – und nicht im mindesten enttäuscht sind, wenn nichts passiert.

Ein ständiges Dreieck (ménage à trois) ist selbstverständlich etwas völlig anderes. Es kann funktionieren und funktioniert auch bei manchen Leuten, aber nur wenn alle drei beteiligten Personen zueinander in Beziehung stehen. Das können sie oft aus ziemlich speziellen Gründen: einer oder mehrere von ihnen sind vielleicht betont bisexuell; eine ältere, insbesondere kinderlose Frau, kann eine jüngere mit Kindern als Schwester oder Tochter behandeln; zwei Männer können eine David-Jonathan-Beziehung haben, die sexuell ist oder nicht, bei der sie einander unterstützen. Die Situation ist für unsere Gesellschaft unkonventionell, nicht jedoch für den Menschen – schwesterliche Polygamie (gleichzeitige Ehe mit zwei oder mehr Schwestern, wie Jakob) ist ein weitverbreitetes menschliches Modell. Es ist oft »wirtschaftlich«, basiert auf Bequemlichkeit bei der Organisation von Arbeit und Kindererziehung, während brüderliche Polygamie (Ehe mit mehreren Brüdern, wie Draupadi in der »Mahabharata«) mit männlicher Kameradschaft und Bindung zu tun hat. Keines von beiden stimmt mit einer besonderen Betrachtung der Sexrollen überein, und zweifellos würden Leute, die sich heutzutage dafür entschließen, es zur Erfüllung anderer Bedürfnisse benutzen. Man kann die Arten von Streß aufzählen, zu denen es führen könnte, insbesondere wenn einer der Beteiligten nur widerwillig bereit wäre, die Situation zu akzeptieren. Ob sie größer sind als die Beanspruchungen einer Beziehung zwischen nur zwei Menschen, wird wohl von den beteiligten Personen abhängen.

Paarbildende Tiere scheinen das gleiche gefunden zu haben. Bei normalerweise monogamen Vögeln sind Dreiergruppen in beiden Richtungen ziemlich häufig und offenbar ganz unkompliziert (ohne irgendwelche tief Freudschen Bedürfnisse seitens der Vögel). Kinder können zu Verbindungen zwischen gleichgeschlechtlichen Erwachsenen führen – eine Katze, deren Junge gestorben sind, wird sich mit einer anderen Katze beim Beaufsichtigen und Aufziehen von deren Jungen abwechseln. Wenn zwei Männchen sich in ein Weibchen teilen, geschieht es gewöhnlich deshalb, weil eine solche Teilhaberschaft sie nicht, wie die Gesellschaft zu erwarten scheint, zu Rivalen, sondern zu Verbündeten macht und sie befähigt, gemeinsam einen Dritten durch Drohen in die Flucht zu jagen. Das könnte auch für uns gelten.

Ehe

In einem großen Teil der menschlichen Geschichte hatte die Ehe nicht in erster Linie mit Sex zu tun, sondern mit zwei anderen Dingen – Eigentum und Verwandtschaft, die ähnliche Funktionen hatten, weil die Familie eine Hilfsquelle ist. Bis zum Beginn des vorigen Jahrhunderts waren Eigentum und Verwandtschaft noch immer zwei der wichtigsten Beweggründe für eine Ehe zwischen reichen Leuten, und wenn man arm war, lag die Hauptsorge im Finden eines tüchtigen Arbeitskameraden. Im Lauf des neunzehnten Jahrhunderts tauchte etwas Neues auf, dem Gewicht beigemessen wurde. Immer mehr wurden Liebe und Ehe als lebenslange Fortdauer des Spitzenerlebnisses des Werbens angesehen, bei der zwei Menschen ganz in und für einander in einem Zustand gegenseitiger Versenkung in sich selbst und gegenseitigen Eigentumsrechts leben. Die Kitschversion findet man in alten Filmen und in gewissen Frauenzeitschriften.

Diese neue oder sentimentale Vorstellung von der Ehe war in ihrer ursprünglichen Form nicht ganz so rückständig. Die Frau wurde als Mensch gewertet, nicht als Obligation, man erkannte die Möglichkeit an, Sensitivität und Sinnlichkeit zu erforschen. Die Begriffe Elternschaft und Erwartung erlebten gleichzeitig eine arge Verklärung. Da glücklich leben bis ans Ende der Tage das Erstrebenswerteste war, steuerte es das Element ausgeprägter Unsicherheit bei. Wenn das Interesse eines der Partner nicht mehr ausschließlich und 24 Stunden täglich dem anderen gehörte, oder wenn einer sich zu entwickeln oder überhaupt zu ändern schien, blinkten Warnlichter auf. Alle alten Besitzerwägungen wurden auf eine psychologische und emotionale Ebene verlegt. In der alten Ordnung waren Männer auf ihre Frauen als

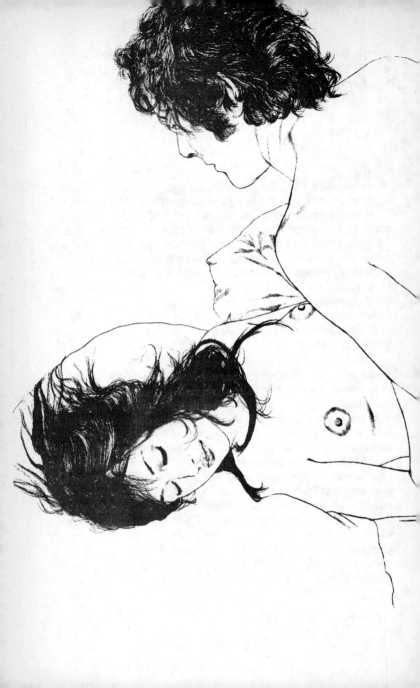

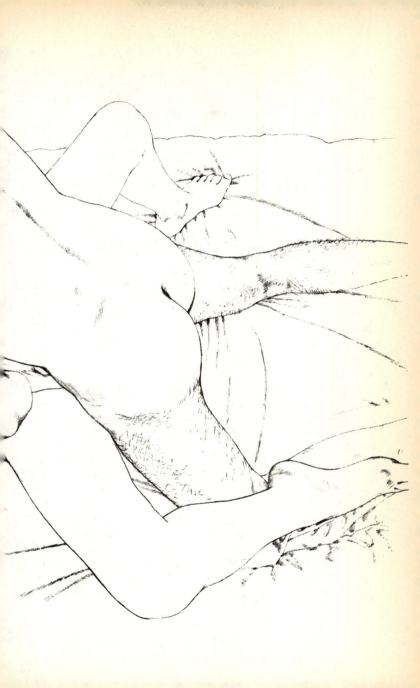

Besitztümer und Mütter ihrer Kinder eifersüchtig. In der romantischen Ordnung durften sie im Interesse totaler Beteiligung eifersüchtig bleiben und ihnen Loyalität, Treue und dergleichen auferlegen – man beachte den finanziellen Symbolismus, wenn man von einer Frau sagt, sie betrügt. Da das neue Konzept mehr Gleichheit vorsah, machten die Frauen nun Eigentumsrecht auf ihre Männer geltend, die zu *ihrem* Besitz gehörten – was man ganz einfach als lebenslängliche Penissklaverei bezeichnete.

»Romantische« Liebe war faktisch ein guter und lohnender Austausch, der ein Leben lang währen konnte, wo diese Merkmale nicht hervorstachen und wo die Sache ein offenes gemeinsames Abenteuer war. In anderen Fällen führte es schlimmstenfalls zu gegenseitigem Schmarotzertum, das als Liebe maskiert war und viel Feindseligkeit barg oder bestenfalls zu liebevollen Beziehungen, wobei sich beide Partner bewußt waren, daß Teile ihres Lebens einem Depotfach glichen, zu dessen Öffnung zwei Schlüssel erforderlich sind, von denen jeder Partner nur einen besitzt. Es war jedoch nicht realistisch, über irgendeine Art freier Beziehung zu sprechen, die für verschiedene Menschen geschneidert ist, solange große Familien obligatorisch waren, weil die Fruchtbarkeit der Ehe den Charakter der Beständigkeit aufzwingt.

Die positiven Merkmale dieser Art von Ehe bestanden darin, daß man allmählich Männer und Frauen als gleichberechtigt anerkannte, fähig zu einem sinnlichen und emotionalen Erlebnis. Die negativen Merkmale waren ihre unsoziale Zurückgezogenheit, welche die Menschen allzusehr einander und die Kinder Erwachsenen aussetzte, und ihr Beharren auf völliger Fortdauer sowohl in Erwartung wie in gesellschaftlicher Konvention. Das brachte nicht ein Element von Sicherheit, sondern von Angst und Besitzverhalten mit sich und führte zu einer versteckten Vormundschaftsbeziehung zwischen den Partnern.

In Amerika gibt es diese Art von Ehen jetzt nicht mehr. Allerdings finden wir oft etwas wie eine Vorspiegelung dieses Zustands (das macht noch immer die Erwartung vieler naiver junger Menschen, die heiraten, völlig unrealistisch), und die Praxis einer durch Ehebruch unterstützten serienmäßigen

Polygamie. Es gibt drei Hauptgründe für diesen Notbehelf: größere Intoleranz gesellschaftlicher Fiktionen und die Vorliebe dafür zu sagen, wie es ist, Fruchtbarkeit nach freiem Entschluß und längere Lebensdauer. Viktorianische Pietisten wurden häufig durch den betrauerten Tod eines Ehepartners von einer allzu possessiven Beziehung befreit – die Klagen entlasteten Schuld als faktische Erlösung. Bei einer Lebenserwartung von etwa achtzig Jahren und der Abnahme vorzeitiger Todesfälle dauert es jetzt verdammt lang, bis daß der Tod uns scheidet. Der Zustand gegenseitigen Auskommens würde nun effektiv zwei Leben hintereinander andauern müssen, einschließlich der harten Umbewertungsperiode (zweite Jugend), welche die meisten Menschen Ende der vierziger, Anfang der fünfziger Jahre erleben, wenn die Kinder erwachsen sind und Phantasiebedürfnisse neu eingeschätzt werden, um zu sehen, ob noch Zeit ist, mit ihnen in Berührung zu kommen.

In einer Beziehung zwischen Mann und Frau ist Sicherheit notwendig. In der Jugend braucht es nur die Sicherheit zu sein, daß dies für den Moment die richtige Person ist. Im mittleren Alter und nach der Geburt von Kindern, wenn zwei Menschen sich ein vollständiges emotionales und wirtschaftliches Lebensmodell aufgebaut haben, ist sie immer noch erforderlich. Das ist jedoch die Zeit, in der sie aus verschiedenen Gründen abbröckeln oder umgeformt werden kann oder manchmal auch muß – eine Aussicht, auf welche die traditionelle Erwartung die Menschen einfach nicht vorbereitet.

In christlichen Ländern wird noch immer angenommen, daß die Ehe die dauerhafte Sexualverbindung eines Mannes mit einer Frau unter Ausschluß aller anderen ist. Das ist nicht nur die Annahme der Kirche und des Staates, sondern auch einer großen Anzahl von Menschen. Andere, insbesondere junge Leute, würden sagen, daß sie im modernen Amerika nicht diese Bedeutung hat. Sie werden entweder keine Ehe eingehen, weil sie Gelübde, die niemand im voraus verwirklichen kann, als unehrlich ansehen, oder unter Vorbehalten heiraten.

Es ist richtig, daß heutzutage ein beträchtlicher Teil amerikanischer Ehen mit einer Scheidung endet, daß ein Großteil der Menschen im Lauf des Lebens mehr als einen Ehepartner hat

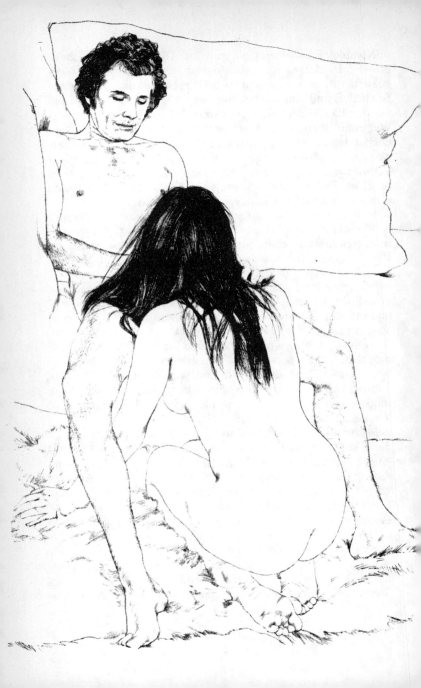

und daß wenige Männer und kaum mehr Frauen in ihrem Leben nur mit *einem* Partner Sexerlebnisse haben. Ein häufiges Modell ist der Kompromiß serienmäßiger Polygamie (nur eine Ehe auf einmal), gepaart mit zumindest einer gewissen ausgesprochenen oder stillschweigenden Toleranz sexueller Erfahrungen mit anderen. Dieser Ehebruch wird oft unter der Bedingung nachgesehen, daß er diskret oder geheim ist und im anderen Partner keine Befürchtungen hervorruft oder daß er nicht ernst gemeint ist, das heißt, daß er keine ständige Konkurrenzverpflichtung beinhaltet.

Im Augenblick wird im allgemeinen Strom des Experimentierens leicht die Tatsache übersehen, daß sogar unter jungen Menschen das traditionelle Modell nicht nur existiert, sondern auch funktioniert und daß es von vielen Paaren positiv bewertet und gern angenommen wird. Seine Nachteile sind die Altersprobleme, die wir erwähnt haben, und sein hervorstechender Vorteil liegt darin, daß es in *unserer* Kultur die wenigst schädliche Umgebung für das Aufziehen von Kindern zu sein scheint, es sei denn, man will mit ihnen experimentieren. Sogar Fachleute, nach deren Ansicht die isolierte Kleinfamilie den Kindern schadet, würden einräumen, daß serienmäßige Polygamie so ziemlich die schlimmste Anordnung ist. Wenn man auch zugeben muß, daß den Kindern zweier streitender Partner, die sich nicht scheiden lassen, vielleicht ein möglicherweise besseres Milieu vorenthalten wird, so ist doch anzunehmen, daß die mehrfach wiederverheirateten Paare, die ein halbes Dutzend Kinder aus verschiedenen Ehen mit sich herumschleppen und jedes Wochenende anderen Kindern vom Scheidungsrichter festgesetzte Besuche abstatten (die sie oft dazu benutzen, alte Beziehungen weiterzuführen), wahrscheinlich den Kindern keine positive Basis für ihre Beziehungen zum anderen Geschlecht geben und daß auch die allgemeine Unsicherheit dieser Kinder nur bestärkt wird. Kinder sind erstaunlich widerstandsfähig, aber es gibt auch Ausnahmen. Hier liegt die Schuld nicht in der serienmäßigen Polygamie, sondern in dem unreifen Verhalten der Erwachsenen ihren Kindern gegenüber und in der emotionalen Nachgiebigkeit gegen sich selbst. Man hat Kinder, weil sie so lieb sind, weil es die Gesellschaft erwartet oder weil sie ein Ausweg aus der eigenen Unfähigkeit sind, mit einer bestehenden Beziehung fertigzuwerden. Da nun Kinder entweder eine Frage der Wahl oder der Nachlässigkeit sind, ist es wirklich an der Zeit, daß wir das Wort »Ehe« für einen Lebensstil aufsparen, in dem Kinder in einer konstanten Umgebung, am besten nicht in einer streitbaren Kleinfamilie, aufwachsen, sondern in einer Umgebung, die nicht aufgelöst wird, ehe die Kinder psychologisch ohne fremde Hilfe auskommen. Man sollte Elternschaft nur dann auf sich nehmen, wenn man bereit und imstande ist, diese Aufgabe auch zu Ende zu führen.

Die Ehe hat auch insofern vertragliche Vorteile, als sie die geschäftliche Seite der Beziehungen zwischen zwei Menschen regelt, die zusammen leben. Für Erwachsene aber, deren Verbindung eine kameradschaftliche und sexuelle Prägung hat, ist »Hauptbeziehung« ein viel besserer Ausdruck: er umgeht die Gesetzbücher, bedeutet Verpflichtung, ist jedoch insofern für die Partner elastisch, als sie entscheiden können, was es genau für die Partner bedeutet. Hauptbeziehungen können sich ändern, manchmal nebeneinander bestehen und einander ergänzen. Wenn man einen anderen Namen verwendet, nimmt es dem menschlichen Leben nicht die Brisanz, verhindert nicht Schmerz und Ablehnung oder, daß die Leute streiten, führt aber zu der Erkenntnis, daß Liebe eine Beziehung ist, keine Romanze und keine Margarinewerbung. Es macht auch zweitrangige Beziehungen menschlich, indem es betont, daß es Beziehungen sind, nicht Intrigen (in denen der Dritte ausgebeutet wird und es verdient), nicht drohende und schäbige Verschwörungen gegen das andere Mitglied des Hauptpaares. Es erkennt die wahren Fakten an: daß zwar bei einem guten Paar jeder dem anderen durchaus genügt, aber nicht zwei Menschen ganz die gleichen sind und sich auch gegenseitig nicht besitzen. Zugleich ist eine Hauptbeziehung alles, was die meisten Leute wünschen, brauchen oder womit sie fertigwerden können. Vielen Paaren sagt eine konventionelle Ehe zu, die dadurch modernisiert ist, daß man ihr das Konzept gegenseitigen eifersüchtigen Besitzrechtes aberkennt, auch wenn die Ehe kinderlos ist. Was sie nicht institutionsmäßig anerkennt, ist die breite Vielfalt menschlicher Bedürfnisse, die eine totale Paarbeziehung einschließen, aber nicht darauf beschränkt sind. Der Gedanke, daß kein Beziehungs- oder Verhaltensmodell, sei es herkömmlicher oder anderer Art, jedermann zusagt, ist der wichtigste, den wir verständlich machen müssen, ob es sich um Monogamie, Heterosexualität, befreite Weiblichkeit, konventionelle Weiblichkeit, Partnertausch, das frauenlose Dasein als Mönch oder was sonst immer handeln mag.

Da die Gesellschaft mehr oder minder gezwungen ist, Beziehungen zu institutionalisieren, wird sie letzten Endes diese Abweichung im Gesetz anerkennen, indem sie Verantwortungen den Verpflichtungen anpassen und im allgemeinen Religionsunterschiede zwischen Frauen und Geliebten, legitimen und illegitimen Kindern fallenlassen wird. Derzeit spricht sie von Monogamie, akzeptiert jedoch serienmäßige Polygamie – ein Beispiel für Herman Kahns Ansicht, daß ein wenig Scheinheiligkeit die Normen erhalten hilft. Es wäre besser, sie würde sich damit befassen, die Ehe auf die Wiege, nicht auf die Vagina zu beschränken, aber das wäre eine allzu hochfliegende Hoffnung.

In Wirklichkeit stellt die freie Ehe, wie sie jetzt in der Literatur genannt wird, jene Art von Kompromiß dar, die Leute mit mehr Menschenfreundlichkeit beim Zusammenleben natürlich annehmen würden – und die mit dem Unsinn über Geschlechtsrollen Schluß machte, sowohl mit der traditionsmäßig dem Mann aufgebürdeten Rolle, als auch mit der, welche die Frau zu einem untergeordneten Partner macht. Die traditionelle Rolle von Mann und Frau mag früher einmal zutreffend gewesen sein; sie wurde zumindest akzeptiert. Grundsätzlich erwarb die Frau dadurch, daß sie fügsam, keusch und von männlichen Tätigkeiten ausgeschlossen war, ein dauerndes Vormundschafts- und Eigentumsrecht auf den Mann, während er dafür, daß er ihr wirtschaftliche Sicherheit gab, Vormundschaftsrechte über ihre Tugend hatte. Dieses Verhalten ist für Menschen unserer Zeit einfach nicht mehr relevant. Partner einer freien Ehe sind gleichberechtigt, erhalten einander, helfen einander, besprechen und lösen die Forderungen ihrer nicht gleichgerichteten Ambitionen und Wünsche, vermeiden es, einander zu verletzen oder abzulehnen, erpressen einander jedoch nicht, um das Besitzrecht zu wahren. Sie lieben und vertrauen einander, sind aber nicht eifersüchtig und bemühen sich, nicht durch neurotische, sondern durch reife Verhaltensweisen Sicherheit zu schaffen. Das wären ehrliche Richtlinien für die meisten sexuellen Hauptbeziehungen, und sie wären viel realistischer als die konventionelle Vorstellung von weiblichem Gehorsam plus Penissklaverei auf Lebenszeit.

Ernsthaftigkeit

Nicht alle Menschen gehen mit derselben Ernsthaftigkeit an Sex heran. »Die einen nehmen ihn wie die Hostie, die anderen wie ein Sahnebonbon«, und es gibt Quixotes und Sancho Pansas. In Richard Strauss' »Ariadne auf Naxos« kann Ariadne, die Hochdramatische, als sie von einem Heros verlassen wird, schließlich nur von einem Gott getröstet werden. Für Zerbinetta, die Soubrette, heißt es einfach, Schluß mit der alten Liebe, los mit der neuen.

Unsere Kultur hat wahrscheinlich viel zu viel Wert auf die Intensität des Gefühls gelegt. Manche Menschen können nicht anders – für sie ist es natürlich und gehört zu ihnen –, aber es liegt kein Vorzug, sondern eher ein gewisser Nachteil darin, diese Intensität allzusehr zu kultivieren. Zärtliche Verspieltheit ist kein Übel, sie hat ihre Vorteile. Tragische Intensität des Gefühls bringt leicht böse Erfahrungen, nicht Gipfelerlebnisse.

Gemeinsamkeit

Gemeinsamkeit bedeutet genau das Teilen sexueller Erfahrung mit einem anderen Paar (nicht »Austauschen«, das ist etwas völlig anderes). Manche Liebespaare halten das für einen Einbruch in ihre Privatsphäre; andere finden, es sei eine Hilfsquelle. Das Wesen der Gemeinsamkeit besteht darin, daß zwei Paare sich in beiderseitiger Anwesenheit lieben, nicht mehr als das. (Siehe auch unter »Zuschauen«, »Massage«.)

Ein Paar, bei dem beide Partner den Wunsch haben, es zu versuchen (und »beide« schließt aus, daß man aus Loyalität oder um des lieben Friedens willen dem Partner den Willen tut), sollte damit beginnen, sich alles aus dem Kopf zu schlagen, was es über Orgien, Frauentausch und dergleichen gelesen hat. Das meiste davon sind Masturbationsphantasien. Als nächstes sollten sich beide darüber klarwerden, daß sexuelle Erregung nicht das Ziel des Experiments ist. Sex in einer Gruppenszene kann aufregend sein, aber das Haupterlebnis bei der Gemeinsamkeit ist Entspannung, und die Absicht ist eher sinnlich als sexuell. Die Erfahrung der Gemeinsamkeit, von der wir so oft sprechen, beinhaltet keine sexuelleren Kontakte zwischen den Paaren als Berührung. Eine Gemeinsamkeit kann zu völliger sexueller Beteiligung aller Partner führen, meist ist das jedoch nicht der Fall. Ihr Wert hängt nicht davon ab, daß es zu dieser sexuellen Beteiligung kommt, und den Mitgliedern der Gruppe sollte es freistehen, die Einschränkungen vorzuschreiben, die ihren eigenen Gefühlen und Vorbehalten entsprechen. Das wird das Erlebnis nicht zunichte machen; wenn es zu weit gehen sollte oder zu rasch voranschreitet, können sie es einfach in gemeinsame Intimität umwandeln.

Die grundlegende Überlegung lautet, bei der Wahl des Paares oder der Paare, mit denen man sich gemeinsam vergnügen will, vorsichtig zu sein. Am schlimmsten sind die Leute mit Eigenwerbung, denn sie werden versuchen, möglichst schnell einen Partnertausch zu erreichen. Auch die besten Freunde sind keine gute Wahl, es sei denn, die Begegnung erfolgt spontan. Ideal ist ein Paar, von dem beide Partner die anderen beiden gern mögen und das nicht mit ehelichen Problemen zu kämpfen hat. Die Wahl ist dann gut, wenn keiner der Teilnehmer den späteren gesellschaftlichen Umgang miteinander peinlich oder zu persönlich findet.

Der Abend beginnt gewöhnlich mit einer Gruppenmahlzeit – ein guter Anfang für jedes religiöse Erlebnis, denn das wird es, wenn es klappt. Man sollte keine scharfen Getränke zum Enthemmen der Teilnehmer anbieten, Wein zum Essen genügt vollauf. Dann wird die Beleuchtung gedämpft, die Paare entspannen sich, nicht in Stühlen wie im Salon, sondern in einer

Traumszenerie, auf Matratzen, vor dem Kaminfeuer, wenn es kalt ist, und nebeneinander.

In einem frühen Stadium beginnen sie mit gemeinsamer Nacktheit. Das kann beim Schwimmen, Sonnenbaden oder heißen Bad (siehe dieses) vor dem Essen geschehen, oder jeder Partner kann den anderen vor dem Kamin entkleiden. Sobald man entkleidet ist, entspannen sich alle und plaudern. Wenn es ungezwungen wirkt, beginnen sie sich auf liebevollste Weise mit ihrem eigenen Partner zu befassen – Massage, Betasten, Küsse. Manchmal gehen sie zum Geschlechtsverkehr über, wenn und sobald es richtig und natürlich erscheint. Wenn nicht, sollten sie es nicht tun. Wahrscheinlich wird das andere Paar das gleiche tun; wenn nicht, sollte niemand enttäuscht sein – sondern zu ruhigem Genießen der gegenseitigen Gesellschaft zurückgehen. Sich in freundlicher Gesellschaft zu lieben, ist nicht passiv oder peinlich, sondern oft rührend harmlos. Geben Sie um keinen Preis eine Vorstellung – das wäre gefühllos.

Nachher ist es Zeit für ausgedehnte Gespräche in der

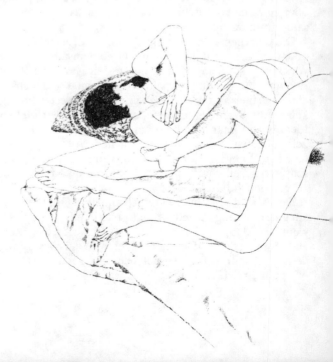

Horizontalen (wenn man die ganze Zeit Tonbänder oder Platten spielt, verdirbt es das). In der richtigen Gesellschaft fühlen die Paare eine tiefe Entspannung, die sogar noch größer ist, als wenn man sich allein liebt. Wenn es so arrangiert ist, daß es Kissen und Decken gibt, könnten sie gemeinsam schlafen und zusammen frühstücken. Der nächste Morgen ist oft das Beste daran.

Diese einfache Gemeinsamkeit ist in der Mehrzahl der Fälle für zwei normale Paare, von denen jeder Beteiligte diese Gemeinsamkeit wünscht, ein ungefährliches und nützliches sexuelles und sinnliches Erlebnis. Es ist weder peinlich noch störend, und wenn es unerfreulich oder nicht lohnend ist, haben Sie das falsche Paar gewählt. Ganz offensichtlich besteht jedoch die Möglichkeit, daß ein solches Erlebnis völlig natürlich vor sich geht und das sinnliche (nicht unbedingt sexuelle) Interesse zwischen Ihnen ausdrückt. Oft halten Mädchen, die nebeneinander geliebt werden, einander an den Händen. Ein Paar, das in der Nähe eines anderen sitzt, welches sexuell verkehrt (und Sie

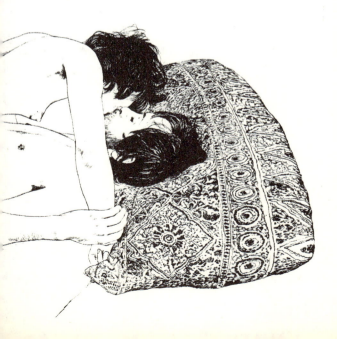

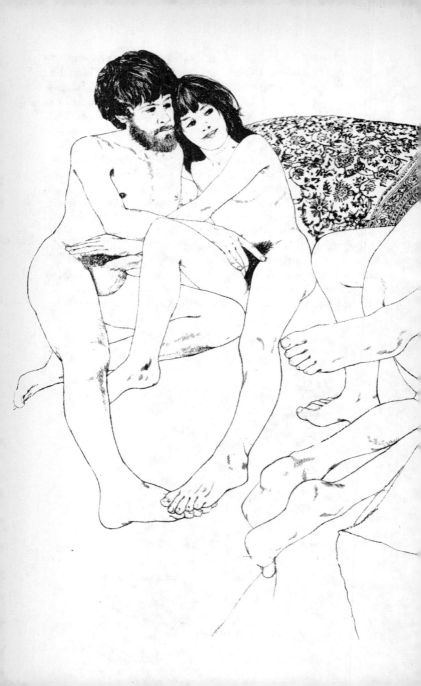

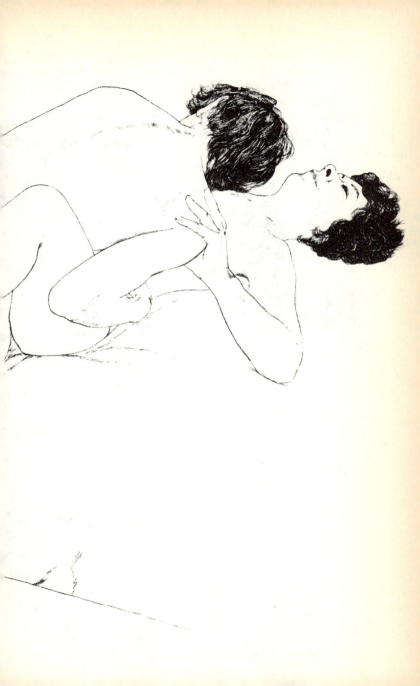

sollten nah bei einander sein, nicht in entgegengesetzten Zimmerenden) kann sich beteiligen, indem es massiert und betastet wird. Wenn das geschieht, müssen beide das Gefühl haben, daß sie alle die Situation sicher in der Hand haben (so daß Sie ganz sanft eine Hand wegschieben können, wenn Sie sie nicht dort haben wollen – ,,Nein'' ist keine Demütigung) und zugleich die Entwicklung des Experimentes nicht hemmen. Mitunter

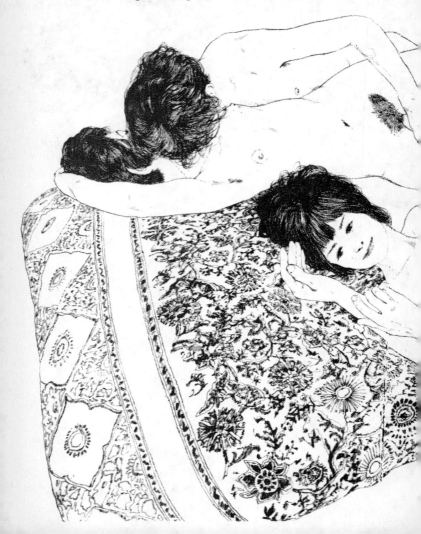

umarmen die Mädchen einander, dann laden sie die Männer zur Beteiligung ein. Aber das Tempo ist nicht geil oder aufgeregt, eher wie das einer gegenseitigen sinnlichen Massage. Manche Paare gehen bis zum letzten, zu voller sexueller Mitwirkung aller vier Beteiligten, das ist aber weder notwendig noch ein integrierender Bestandteil für das Erlebnis, es sei denn, sie wünschen es so. Wenn es dazu kommt, kann es Ängste abbauen,

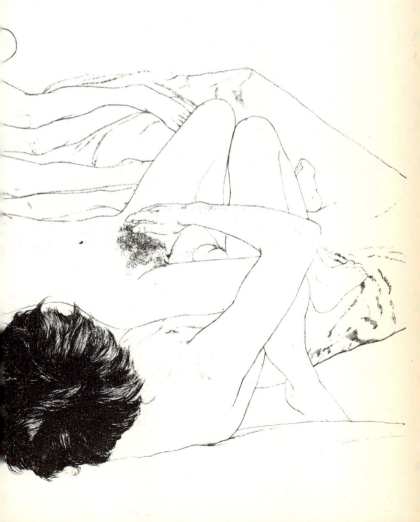

daß man vom Partner abgelehnt oder sich ihm verweigern wird. Das langsamste Mitglied der Vierergruppe gibt das Tempo an. Wenn ein Partner keine stärkere Beteiligung wünscht, sollten die anderen zurückschalten und sich auf Betasten und Ausruhen oder einfache Massage beschränken.

Es gibt keine Regieanweisung, wie Gemeinsamkeit vonstatten gehen soll. Sie wird durch Erwartung oder Versuche, sie zu arrangieren, zerstört, aber auch durch Versuche zu verführen oder zu drängen. Wenn Gemeinsamkeit auf diesem kühlen und kontrollierten Niveau betrieben wird, gibt es keinen Grund, weshalb ein normal gesundes Paar sie für die Beziehung zueinander schädlich finden sollte, vorausgesetzt keiner der beiden war durch den Gedanken wirklich abgeschreckt und wurde zu einem Versuch gezwungen. (Unsichersein ist nicht das gleiche, denn Unsicherheit kann beseitigt werden, wenn man sieht, daß das Experiment anders ausfällt als erwartet.)

Gemeinsamkeit kann Menschen bei Sexual- (nicht Ehe-) problemen eher nützen denn schaden, aber zwei Partner sollten sich nicht als Amateurtherapeuten versuchen oder andere überreden, mitzumachen, nicht mal auf dem geringsten Sexniveau, bloß weil sie glauben, es würde ihnen guttun. Mit den richtigen Leuten und sogar ohne intensive Einbeziehung von Sex kann es ein charismatisches Erlebnis sein, aber nur für Paare, die in enger Verbindung zueinander stehen und bereit sind, ihren Gefühlen beim Ja- oder Neinsagen zu folgen. Das wirklich wesentliche, besonders wo der Austausch auf sexuelle Bereiche übergreift, besteht darin, daß die Paare als Paare agieren und einander in der Paarbeziehung bestärken. Wenn ein Partner angewidert dasitzt, während die drei anderen sich ungehemmt der Liebe hingeben, ist das eine schlechte und destruktive Situation.

Manche Paare, für die der Partnertausch nichts ungewöhnliches ist, brauchen keine Vorbereitung. Andere sollten nicht dadurch verleitet werden, die sinnliche Erziehung zu überspringen, die sie befähigt, so zu reagieren; das Resultat ist die übliche Art von ausgelassener Party, und das ist keine Gemeinsamkeit. Ein Paar mit Niveau kann ein anderes Paar einladen, sich ihm anzuschließen, darf aber nicht vergessen, daß die Neuankömmlinge Ängste haben, die sie auch hatten, und daß die Erfahrung erst mit der Übung kommt – lassen Sie sie einfach zuschauen, wenn ihnen das lieber ist. Schließlich sollte niemand eine große Gruppe oder einen Klub gründen, es sei denn, man ist bereit, den Ton anzugeben und die Sache unter Kontrolle zu haben. Es wird unvermeidlich Probleme geben: gestörte und störende Menschen; Möchtegern-Hengste, die ihre Frauen nicht teilnehmen lassen; Geschlechtskrankheiten. Ebenso sollte ein Paar, das zu einer Sexparty lädt, weder die Erwartungen der Gäste zu sehr anheizen noch die Atmosphäre von Harmlosigkeit und Entspannung zerstören – was Sie ja, wenn Sie an der Gemeinsamkeit Gefallen gefunden haben, sowieso nicht tun werden.

Liebe

Liebe ist der beide befriedigende, gemeinsame Besitz der Erfahrung jedes einzelnen und die gegenseitige Erfahrung – ohne ein dazugehöriges Zeiterfordernis. Zuneigung zu benutzen, um Schuldgefühle zu wecken, Mitleid zu beanspruchen, Rechnungen zu begleichen, Abhängigkeit zu erzeugen oder auszudrücken oder jemand anders zu überfallen, mit Beschlag zu belegen oder zur Strecke zu bringen, ist nicht Liebe.

Viele der Menschen, die am lautesten von Liebe reden in ihrer herkömmlichen Bedeutung, daß jemand sich ihrer Erwartungen würdig erweist, sind Neurotiker, unfähig, jemand anders als sich selbst zu lieben. Das gleiche gilt für Menschen, die sich dem Partner völlig preisgeben und von der Liebe erwarten, daß sie all ihre eigenen Hoffnungen vernichtet. Die wahre Liebe gibt es zwischen Menschen, die einander gegenseitig respektieren, ob ein Leben lang oder nur für einmal.

Othello und dergleichen

Eifersucht im Theater- und Opernsinn ist weder natürlich noch angeboren oder für Säugetiere typisch. Sie ist eine gesellschaftliche Tradition, die, wie man die Menschen lehrte, ein Nachweis

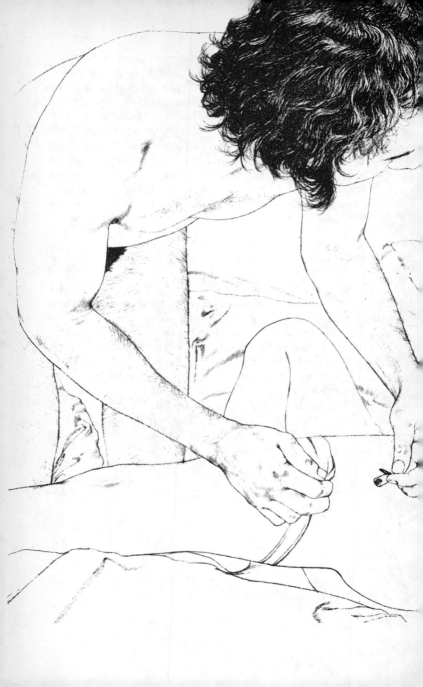

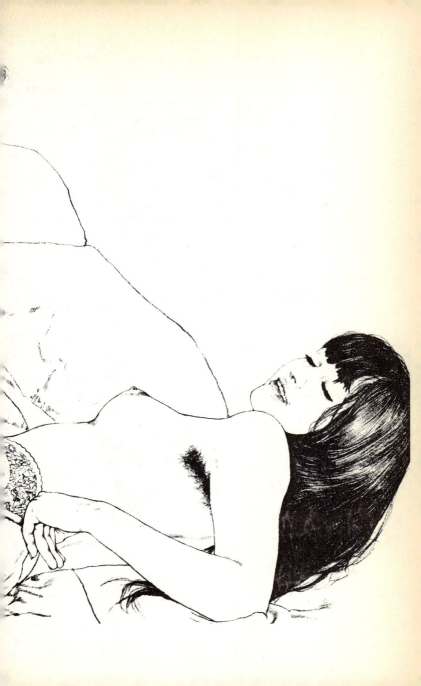

für Liebe und ehelichen Besitz ist. – Angst vor Ablehnung, vor Verlust eines Liebesobjektes, Angst davor, gedemütigt, ausgestochen oder durch jemand anders ersetzt zu werden, ist natürlich, angeboren und menschlich. Daraus folgt, wenn man darüber nachdenkt, daß ungefährdete und miteinander verbundene Paare, die einander in all ihren Phantasien und Freuden einschließen, nicht eifersüchtig sind.

Theatralisches Verhalten bringt weitere Leiden. Wenn die Person, die Sie heiraten, sehr begabt und sehr anziehend ist, können Sie erwarten, daß andere gern mit ihm oder ihr manchmal Sex treiben möchten, und da Sex kein Faktor ist, der durch Benutzung verdirbt, wäre es eine mögliche Reaktion darauf, auf dieses Kompliment für Ihr Glück und Urteilsvermögen stolz zu sein. Die von der Gesellschaft vorgeschriebene Reaktion besteht jedoch darin, daß Sie sich benehmen sollen wie ein zurückgebliebener Fünfjähriger, der ein anderes Kind mit seinem Dreirad sieht – und auch die Liebesbeziehung abbrechen oder als Teil einer heftigen Schuld- und Vergebungsszene

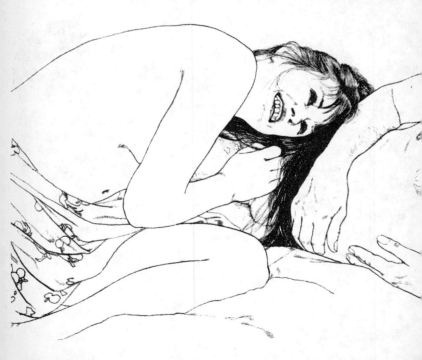

weiterführen sollen. Das wirkt blödsinnig und ist es auch. Liebe ist eine gebende Beziehung, in unserer Tradition aber besteht das Kennzeichen des Zusammenseins darin, daß Sie unbeschränkte Rechte zum Blockieren der Phantasien des geliebten Menschen erwerben. Das stellt alles auf den Kopf.

In der europäischen Literatur gibt es umfangreiche Abhandlungen, die auf diesen seltsamen Konventionen beruhen. Möglicherweise wird die nächste Generation es ungefähr so vernünftig finden wie die rituelle Schuld des Orestes, aber in der Mittelstandsgesellschaft geht der Krebstanz (»Haben sie es wirklich?«, »ob sie wohl wird?«, »mit wem?«, »weiß sie es eigentlich?«) fröhlich weiter.

Leider wurden wir ermutigt, Angst vor (wirklicher) Ablehnung mit (konventioneller) Eifersucht zu verwechseln. Da Elternschaft heute kontrollierbar ist, besteht die einzige ursprüngliche Grundlage für harte, männliche Eifersucht nicht mehr. Treue bedeutet heute, daß unter dem Gürtel nichts vorgeht, sie bedeutet wirkliches Paarvertrauen und Paareinigkeit, und daß man nichts tut, was gefährlich, ablehnend ist oder Angst verursacht. Sex mit anderen (wobei man auch darauf achtet, daß die anderen Beteiligten dadurch nicht verletzt oder beunruhigt werden) kann beteiligt sein oder nicht – für manche Paare ist Treue wirklich völlige Ergänzung, so daß die Vorstellung irgendwelcher Dritter sie abkühlt. Wenn es zu außerehelichem Sex kommt, muß Ihr Hauptpartner einbezogen, darf nicht ausgeschlossen werden –

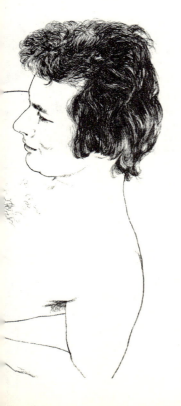

durch volle Mitteilung, wenn nicht durch Teilnahme –, und der Beweggrund für das Vermeiden einer bestimmten Situation wird nicht eine Art von männlicher oder weiblicher chauvinistischer Urheberrechtskonvention, sondern Rücksicht sein. Liebende sind für einander nicht Gefängniswärter, sondern Liebhaber. Sie gestatten einander Phantasien, erfreuen sich gegenseitig am Vergnügen des anderen und sagen es sofort, wenn etwas, das einer tut, sie bedroht, beunruhigt oder demütigt. Auf dieser Grundlage können sie als freie Menschen leben, die Rücksicht aufeinander nehmen und sensibel für das sind, was man ungestraft tun kann und was nicht.

Das ist ziemlich weit davon entfernt, eine schöne Frau, die man liebt und die einen liebt, zu erwürgen (oder sich von ihr scheiden zu lassen), weil man glaubt, sie habe einmal mit Cassio geschlafen. Niemand würde Othello verurteilen – er kam aus einer Kultur, in der Eifersucht etabliert war, fühlte sich durch Weiße gedemütigt, weil er schwarz war, und man träufelte ihm Gift in die Ohren, daß Desdemona ihn zum Narren halte. In dieser Gemütsverfassung war er kaum fähig zu überlegen, ob sie es vielleicht mit einem Unbeschnittenen probieren wollte und sie zu fragen, wie es ihr gefallen habe. Da wir allmählich Eifersucht der konventionellen Art von Ablehnungsgefühlen trennen können, hebt das vielleicht sogar unser Mitleid mit Othello. Ablehnung ist eines der schlimmsten Dinge, die uns plagen, und Offenheit in der Ehe, nicht konventionelle Eifersucht, ist die Möglichkeit zu erreichen, daß uns das nicht passiert.

Sandstone

So heißt ein Landsitz in Topanga, Kalifornien, und der Schauplatz eines ausgedehnten Experiments über freie Sexualität. Er taucht in allen einschlägigen Diskussionen über das Thema auf, weil dieses Experiment bisher als einziges in seiner Zielrichtung völlig aufrichtig war. Es veranschaulicht so viele unserer Ansichten, daß es eine eingehende Erörterung verdient.

In Kalifornien gibt es zahlreiche Encounter- und Sensitivity-

Zentren, die den Zweck haben, die Menschen zusammenzuführen und ihre Empfindsamkeit zu erhöhen. Leute, die dorthin gehen, finden sich oder auch nicht, was immer das heißen soll (die gebräuchlichste Bedeutung ist, daß sie ihre Absichten neu überdenken und herausfinden, was sie wirklich wollen), aber die meisten von ihnen tun so, als würden sie nach psychologischen Erkenntnissen und neuen Ausdrucksformen suchen, während sie eigentlich bloß eines im Sinn haben: die Betätigung in der Horizontalen. In Sandstone konnte man ganz offen sexuelle Kontakte anstreben – davon abgesehen fanden Teilnehmer jedoch zu ihrer Überraschung, daß es zu einer Weiterentwicklung der Fähigkeiten zur Empfindung und zur Begegnung, ja oft zu einer echten Selbsterziehung kam. Beide Partner haben es genossen und ihre Absichten und ihre Vorstellung von sich neu überdacht. Sandstone war für viele konventionelle Menschen die erste und einzige Begegnung mit wirklich freiem Sex in einer strukturierten Szenerie, und die Tatsache, daß es bei gehemmten Erwachsenen ein intensives Erlebnis von kindlicher Harmlosigkeit schuf, läßt viele Besucher Sandstones voll Sehnsucht oder Überschwang daran zurückdenken. Wenn man das berücksichtigt, hat Sandstone jedenfalls bemerkenswert dazu beigetragen, jene Art von Selbstwertgefühlen zu ermöglichen, welche die Individualpsychologie anstrebt.

Sandstone war ein großes Gut in der Sierra mit einem Wohnhaus vom Ranchtyp und einem überdachten Warmwasserbassin. Im Inneren des Hauses hatte der obere, große Raum einen Kamin, einen Sonnenbalkon und die übliche Einrichtung. Im Erdgeschoß gab es einen riesigen Raum, daneben einen kleineren, beide mit einem roten, zotteligen Teppich, niedrigen Lampen und Matratzen.

Eine kleine Gruppe (»die Familie«) wohnte auf dem Besitz und hielt ihn instand; die anderen Besucher waren praktisch Gäste von John und Barbara Williamson. Strebte man die Mitgliedschaft an, konnte man einmal zu Besuch kommen, ein Wiederkommen setzte jedoch voraus, daß man Mitglied war und einen jährlichen Beitrag von 250 Dollar bezahlte. Es waren nur Paare zugelassen – ein unverheirateter Besucher mußte einen Partner mitbringen.

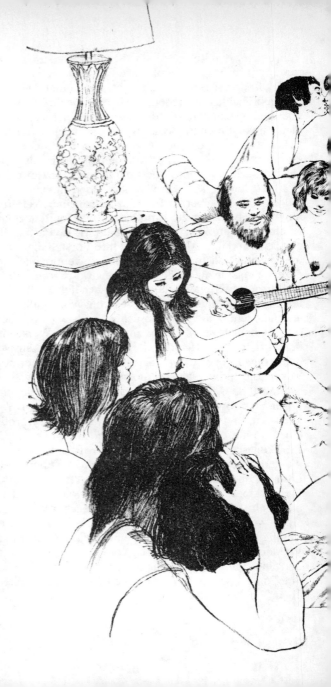

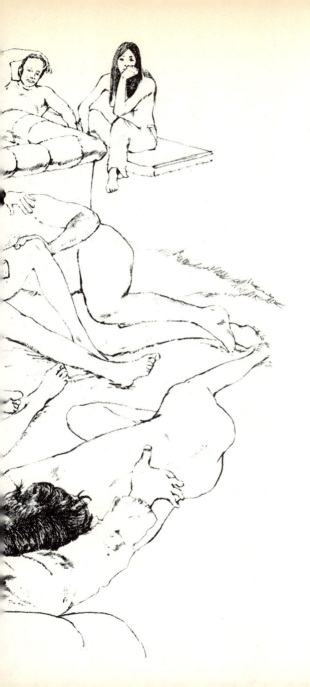

An mehreren Abenden der Woche war »Open House« für die etwa 400 Paare, die Mitglieder waren. Bei manchen dieser Ereignisse verpflegten sich die Besucher selbst, an Sonnabenden gab es jedoch ein ausgezeichnetes Abendessen am Buffet, und die Gäste konnten über Nacht bleiben. Mittwochs war es ähnlich, aber die Zahl der Gäste (die an Sonnabenden oft bis zu fünfzig betrug) war viel geringer. Man konnte immer ein Sonnenbad nehmen und das Warmwasserbassin benutzen. Die Besucher waren nackt, aber weder das noch sonst etwas war Vorschrift außer einem normal zivilisierten Verhalten – durch das Gruppenverhalten allein war es möglich, eine Ordnung ohne Vorschriften aufrechtzuerhalten. Freier Sex war überall gestattet (mit Ausnahme des Rasens vor dem Haus, nachdem ein Polizeihubschrauber beim Zuschauen beinahe abgestürzt wäre). Drogen und Minderjährige waren ausgeschlossen, und der Genuß von Alkohol wurde nicht sehr gern gesehen.

Es ist schwer zu beschreiben, vor allem jenen Menschen, die an jeder Art freier Sexerfahrung zweifeln, was Sandstone bewirkte oder weshalb. Das Wesentliche ist, daß es keineswegs wie ein Bordell wirkte, obwohl eifrig Sex betrieben wurde, sondern wie ein Heim, in dem man eben entspannt war. Den Grundton bildete nicht Aufreizung oder Laszivität, sondern Harmlosigkeit, sobald der Besucher den ungewöhnlichen Eindruck, den all diese Offenheit auf ihn ausübte, erst einmal verarbeitet hatte. Eine Party bestand aus einer gemeinsamen Mahlzeit, angeregter Konversation und einem allmählichen Nach-unten-wandern für die, welche gehen wollten; andere blieben oben, plauderten, lasen oder sangen zur Gitarre. Von niemandem wurde etwas erwartet – hitzige Swinger eilten nach unten, um anzufangen, schüchternere Neuankömmlinge steckten vielleicht den Kopf in den »Tanzsaal« und zogen sich zurück: viele, wenn nicht die meisten, blieben bei regelmäßigen Partnern oder in einer Gruppe mit ihren Freunden. Eine typische Figur war die Frau, deren Ehemann unten war, mit ihrer Zustimmung, die aber nicht nach unten gehen wollte, um nicht von jemandem angegangen zu werden, der ihr nicht gefiel. Sie blieb oben bei der Familie sitzen und plauderte, bis man sie schließlich ermutigte, ebenfalls nach unten zu gehen – und nein sagen zu lernen, wenn sie nein sagen wollte. Zudringlichkeiten eines übereifrigen Mannes wurden von anderen Mitgliedern unterbunden, denn die Männer mußten lernen, daß ein Nein keine Ablehnung bedeutet, sondern eine Wahl. Es gab ein paar Mißerfolge, die der Überschwang mit sich brachte, aber die wurden kuriert, sobald man erkannte, daß man meist alles bekam, wenn man wartete.

Homosexuelle Kontakte zwischen Männern waren selten (zum Bedauern mancher Frauen, die gern einem Zusammensein zweier Männer beigewohnt hätten), zwischen Frauen waren sie jedoch üblich. Schwarze waren im Mitgliederverzeichnis etwa im gleichen Verhältnis vertreten wie in Los Angeles. Manche blieben zusammen wie andere Paare, manche nicht. Niemand – es sei denn eine ungewöhnlich attraktive Frau oder ein ebensolcher Mann – wurde besonders heftig ermutigt mitzutun, und niemand spielte für schüchterne Neuankömmlinge Gastgeber oder Gastgeberin. Man hielt es für besser, sie zuschauen zu lassen, die Regeln zu lernen und allmählich für die Erfahrung frei zu werden. Das eigentliche Sexspiel war eher konventionell – die jedem eigene Phantasie wurde durch die Gruppenszenerie ein wenig behindert.

Paare, die glaubten, Sandstone sei bloß ein Amüsement, mit Dr. Ralph Yaneys Worten, »eine Finishing School für Psychoanalyse«, erzählten meist dieselbe Geschichte: Sie kamen einmal, zogen sich nicht aus, schauten zu, fragten sich, ob ihnen das gefiel, sagten nein und fuhren davon. Ungefähr einen Monat später kamen sie wieder, und zwar öfter. Bei den ersten Malen blieben sie streng zusammen, ließen sich durch das Beobachten anderer Paare stimulieren und genossen die Gesellschaft. Schließlich fiel die Eifersuchtsbarriere – oft durch eine Dreiergruppierung – und machte einem Gefühl der Erleichterung und dem Verlangen nach Annäherung Platz. Andere, aggressivere, begannen, entschlossen zu swingen, der Mann zog das Mädchen mit hinein, weil es ihr guttun würde. Wenn sie eine Viertelstunde nach dem Hinuntergehen mit beiden Geschlechtern in vollem Schwung war und er es noch mit niemandem so weit gebracht hatte, geriet er in Panik und schlug vor, sie sollten fortgehen; sie antwortete: »Kommt gar nicht in Frage«, und es

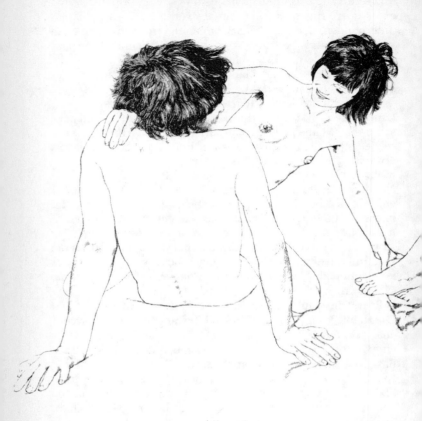

kam zu einem Krach. Dieses Modell enthält ein beachtliches Maß an Blitzerziehung für den Mann in bezug auf die entsprechenden Sexualneigungen und -fähigkeiten der Geschlechter.

Im »Tanzsaal« war es jedesmal anders. Manchmal, wenn zu viele Leute dort waren, ging es zu wie auf dem Hauptbahnhof, und jede Atmosphäre von Entspannung war dahin. Dann wieder, insbesondere mittwochs, wenn die Gesellschaft kleiner

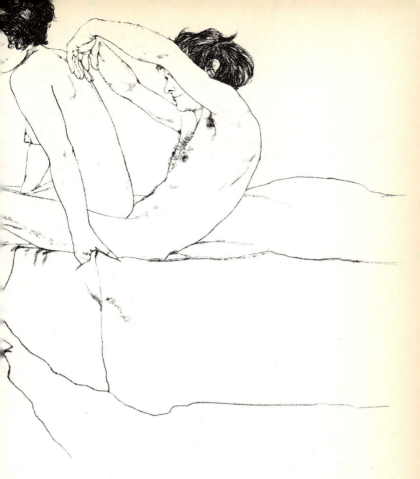

war, konnte eine völlig entspannte Stimmung herrschen, charismatisch, zart oder verspielt närrisch, wie die wechselnden Launen eines einzelnen, sehr guten Paares – aber dennoch in der Gruppe. Am Sonntagmorgen gingen Frühaufsteher nach oben und kochten Kaffee, in ihrem Kielwasser eine Handvoll Erstlinge, die versuchten, sich mit dem auseinanderzusetzen, was ihnen da zugestoßen war und die darüber reden mußten. Dann kamen die übrigen Partyteilnehmer. Oft endete das

Frühstück als improvisiertes Seminar über irgendein Thema. (Mitglieder von Sandstone hatten nur eines gemeinsam: daß sie Leute mit hohem Intelligenzquotienten, großenteils aus freien Berufen, waren.) Manche dieser Erlebnisse am Morgen waren sogar noch lohnender als der spezifisch sexuelle Teil von Sandstone, und ganz gewiß ergänzten sie ihn.

Viele unserer Notizen über die Psychologie und Ratsamkeit oder andere Aspekte der freien Sexerlebnisse beruhen auf Beobachtung dieses einzelnen Experimentes. Es gibt andere – an denen Gruppen verschiedener Einkommensstufen und unterschiedlicher Ideologien teilgenommen haben, von denen manche erfolgreich, andere ausgesprochen schädlich gewesen sind, dieses aber war unserer Ansicht nach das am besten strukturierte.

Die Vorstellung einer freien Sexszene ist so phantasiebeladen, steht so außerhalb unserer Kultur und ist allgemein so erregend, daß es ohne größere Erfahrung schwierig ist, abzuschätzen, wie man darauf reagieren und wie sie wirken würde. Abgesehen von Reaktionen wie »Oho!« oder »Abscheulich!« waren Männer durch die Vorstellung eher angeregt, fürchteten jedoch, sie würden versagen. Frauen waren angeregt, fürchteten jedoch, das Erlebnis würde gefährlich oder abstoßend sein, vor allem aber, sie würden gezwungen sein, mit Männern Sex zu treiben, die ihnen nicht zusagten. Paare befürchteten, sie würden mit Eifersucht reagieren und die Teilnahme würde zum Bruch zwischen ihnen führen. Die meisten Paare fanden diese Befürchtungen nicht nur nicht gerechtfertigt, sondern beschrieben ihr Erlebnis als »Entspannung«.

Die Hauptkomponenten dieser Entspannung waren wahrscheinlich der Wegfall von Leistungsdruck und der Zwang, akzeptiert zu werden, denn in dieser Umgebung ist jeder akzeptiert, und niemand braucht Leistungen zu erbringen; außerdem fehlt das gesellschaftlich aufgedrängte Rollenspiel und der allgemeine Sexualitätswechsel in all seinen Aspekten von »heiß« (erregt, besorgt) zu »kühl« (sanft, erlaubt). Hingegen wurden Ausgelassenheit, Kindlichkeit und Individualität in der Gruppe geweckt.

182

Es ist nicht ganz ersichtlich, warum Sexbetätigung in Gesellschaft auf manche Menschen eine so günstige Wirkung haben sollte – eine Frage, die nur von einer Kultur gestellt werden kann, die zu Zurückgezogenheit und Alleinsein erzogen wurde. Das mag tatsächlich der Grund sein – Zurückgezogenheit bedeutet, daß wir andere als Feinde unserer Sexualität ansehen. Entweder würden diese anderen sie mißbilligen und bestrafen, oder sie wären lüsterne, neugierige Beobachter, oder aber sie würden versuchen, uns den Partner wegzunehmen. Die Ungestörtheit aufzugeben, nicht nachzusehen, ob ein Spalt in den Jalousien ist und andere außerhalb unserer Sexbeziehung als billigend, amüsant, ermutigend, ja sogar Beifall spendend zu empfinden, die sich an unserer Hauptbeziehung nur beteiligen, um sie zu stärken, nicht um sie zu bedrohen, kann bei manchen die totale Umkehrung der Einstellung bedeuten, die sie zu ihrem Schaden gelernt haben. Die meisten von uns haben eine solche Einstellung gelernt, auch wenn wir sie rational erklären, indem wir sagen, Liebe sei eine geheime und private Sache, die entwertet würde, wenn andere Menschen sie sähen – was mit anderen Worten nur sagt, sie würde bedroht oder mißbilligt werden.

Es gab aber in diesem Zusammenhang noch einen anderen Vorteil: Menschen beiderlei Geschlechts mit niedriger Dominanz lernten, Hinweise der dominanteren anzunehmen und ein sexuelles Selbstwertgefühl zu entwickeln. Man kann Einstellungen durch Änderung von Verhaltensweisen ändern und umgekehrt. Schüchterne Männer, die lernten, Frauen anzusprechen, weil sie sahen, daß andere es ebenfalls taten, schüchterne Frauen, die durch Zuschauen lernten, daß andere sich aktiv an Dingen erfreuten, die sie in Angst versetzten, fanden sicher, daß das Psychodrama und Leistungselement beim Ändern ihrer Verhaltensweise unter Gruppeneinfluß ihr Selbstvertrauen und ihre Selbstachtung stärkte. Gemeinplätze über Alter und Häßlichkeit wurden ihrer Bedeutung entkleidet – fast alle waren begehrenswert und wurden auch wirklich begehrt, die Ausnahmen waren jene, die wegen ihres Verhaltens gemieden wurden (und es zu ändern lernten oder fortgingen). In einer Gesellschaft, die Schlankheit zum Idol erhebt, hatten dicke Männer

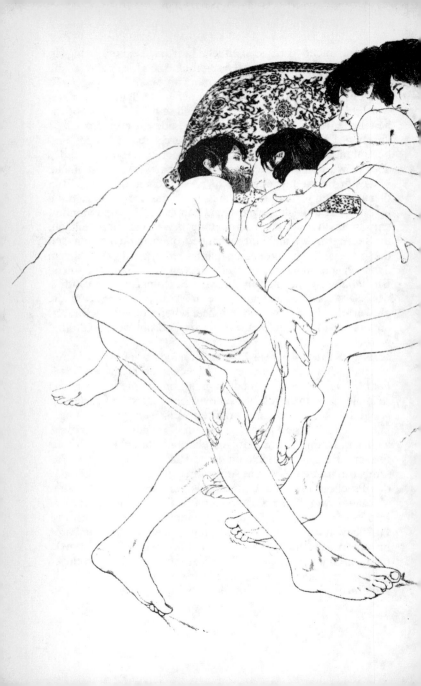

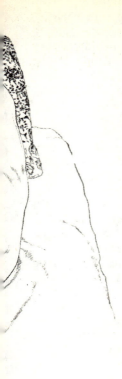

und Frauen genau denselben Erfolg wie schlanke, und das konnten die Neuankömmlinge sehen.

Am wichtigsten für Paare war die Austreibung aller Bevormundungsängste in konventionellen Ehen. In beiderseitiger Offenheit, im Gegensatz zu geschlossenem Swingen, das – zumindest bis das Paar nachher die Notizen verglichen hat (siehe unter »Swingen«) – Ängste verursacht, fanden beide Geschlechter, daß der Anblick einer geliebten Person, die sexuell mit jemand anders verkehrt – wobei sie oft noch die Hand des ständigen Partners gefaßt hält – bewegend, erregend und schließlich ungeheuer erleichternd war. Es gab nichts, wovor man Angst zu haben brauchte. Sie waren nachher oft zärtlicher zueinander wegen des Gefühls, daß die Teile ihrer Persönlichkeit, die genommen worden waren, als Liebesgabe zurückkamen. Das klingt vielleicht wie eine sentimentale Entschuldigung für einen Ausbruch animalischer Einstellung, ist es aber nicht – eine gute Gruppenerfahrung ist eher charismatisch als lasziv, eher kühl als aufreizend und, anthropologisch betrachtet, eher Religion als Sex. Manche dieser nicht offensichtlichen und unerwarteten Reaktionen beantworten die Frage: »Wenn sie bereits guten Sex haben, wozu brauchen sie dann das ganze?«

Andere unbewußte Elemente sind wahrscheinlich ebenfalls wichtig – das Gemeinschaftsgefühl (es wäre interessant zu wissen, ob es vernachlässigten Kindern oder Einzelkindern mehr gibt) und die Erregung einer Aussöhnung mit normaler Bisexualität. Man kann nur sagen, daß die Sandstone-Erfahrung ein sehr wirkungsvolles, ziemlich kompliziertes und für die beteiligten Paare sichtlich ungefährliches Werkzeug war, das sie aus einer Vielfalt von Gründen befähigte, mit Gefühlen und

Bedürfnissen konfrontiert zu werden, die sie vernachlässigt hatten.

Es sollte eigentlich klar sein, daß nicht jeder aus dieser oder einer ähnlichen Erfahrung Nutzen ziehen wird und daß es Menschen gibt, die dadurch aus der Fassung gebracht werden – wie manche Menschen zum Beispiel durch religiöse Bekehrung oder Entbindung aus der Fassung geraten. Es wirkt riskant, wenn man aus der Konvention ausbricht, und Ratgeber werden sich (mit Recht) davor hüten, es zu empfehlen, wenn Sie selbst nicht wissen, was Sie vorhaben. Es gibt, abgesehen von dem Risiko, offensichtliche Gefahren, die Sie selbst umgehen oder zunichte machen können (das gilt für jede starke neue Erfahrung). Paare, die sich mehr schlecht als recht mit der Situation abgefunden hatten, sind vielleicht der Meinung, daß Erfahrungen, die einen oder beide Partner verändern, zum Abbruch der Beziehung führen könnten. Das würde dann auch gelten, wenn ein Partner in Analyse ist oder einen neuen Job annimmt, und manchmal muß man aus einer Verbindung herauswachsen. Jede Art von Gruppensex enthält ein gewisses Risiko an Geschlechtskrankheiten, wenn es das auch in Sandstone glücklicherweise nicht gab. (Für künftige Experimente ist es wichtig, daß die Teilnehmer Verantwortungsbewußtsein haben und nicht wahllos mit jedem schlafen.) Das Hauptrisiko liegt darin, daß die Mischung von Menschen, Milieu und Struktur wie in Sandstone sich nicht unbedingt anderswo wieder schaffen läßt. Wenn die falschen Menschen auf falsche Weise sich daranmachen und alle mit den für die meisten von uns normalen Ängsten und der »heißen« Einstellung zum Sex beginnen, können private Sexpartys böse ausarten. Wenn Sie also versuchen, die von uns beschriebenen Experimente zu wiederholen, achten Sie darauf, daß Sie sich dabei richtig verhalten.

Eine letzte, weniger selbstverständliche Komplikation ist Süchtigkeit. Es gab anscheinend verschiedene Arten von Menschen, die regelmäßig nach Sandstone kamen. Manche kamen anfangs sehr oft, führten eine bestimmte Art von Experiment durch und kamen dann mit Unterbrechungen wieder, um ihre Beziehung zu vervollständigen und verstärkten den Kern »kühler« Stammgäste, die sich zur Entspannung an Sonne, Sex und Gesellschaft vergnügten – eher wie Stammgäste in einem Nudistenklub, aber mit Sex als Draufgabe. Dieses Modell wurde oft davon bestimmt, wo diese Leute wohnten und wie weit sie fahren mußten – sie behandelten die Gruppe als zweites Heim. Einige waren verbissene Swinger, die nur kamen, um zu sehen, wie oft sie an einem Abend landen konnten. Für sie war der Ort der Handlung eine Art sportliche Zerstreuung – durchaus passend, aber man hätte sie in größerer Zahl nicht gebraucht. Andere kamen, gewannen nicht unwesentliche Erkenntnisse, brauchten nicht mehr und gingen fort oder schieden aus. Sie alle schienen positiven Gewinn zu erzielen. Einige kamen, als sie sehr anfällig waren, tobten sich richtig aus, gingen sich selbst auf die Nerven und verschwanden mit dem Wunsch, es wäre nicht so gewesen. Andere waren möglichst lange Zeit dort und schienen die Gruppenbetätigung als Zuflucht vor dem wirklichen Leben zu benützen. Sie waren den Frauen-tauschenden Swingern ähnlich, die schließlich niemand anders mehr kennen und von nichts anderem sprechen – so wie manche Schach- und Bridgespieler sich zuerst nur dem Spiel hingeben und dann in Kontaktarmut enden. Das meinen wir mit Süchtigkeit. Wenn Sex schließlich zu einem Ersatz für Leben wird, sind das Probleme, mit denen man sich auseinandersetzen muß.

Swingen

In primitiven Gesellschaften – oder was wir primitiv nennen, also Gesellschaften, die einfache Techniken, aber ausgeprägte Emotionen haben – geht der Partnertausch unter ziemlich strengen Bedingungen vor sich. Das Leihen einer (dazu bereiten) Frau mag eine Geste der Gastfreundschaft sein, ist aber nützlich. Sie schreibt, wie jede andere Gefälligkeit, eine Verpflichtung vor und vergrößert, da diese Gefälligkeit sexuell ist, die Zahl ihrer Familie – er hat sich deine Frau geliehen, also kannst du dir sein Kanu oder seine Hilfe bei der Jagd borgen. Orgien (das heißt Sexfeste ohne Tabus, ohne Einschränkung)

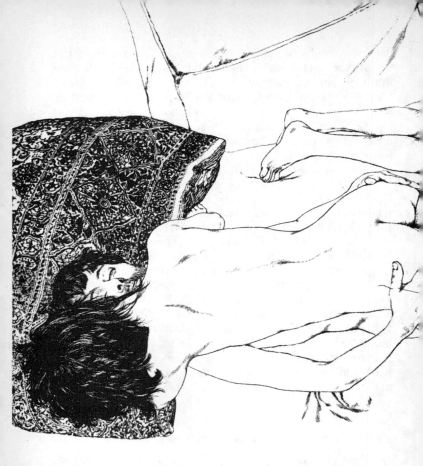

gibt es bei bestimmten Gelegenheiten, oft auf der Grundlage strenger Verhaltensweisen bei anderen Gelegenheiten. Sie neutralisieren die repressive und trennende Wirkung rigoroser Moral, machen alle Teilnehmer für eine begrenzte Zeit wieder zu Kindern und erhöhen vielleicht die allgemeine Fruchtbarkeit der Ernten (wenn Ernten moralistisch wären, würden sie vielleicht nicht gedeihen). Aus diesen Begegnungen gehen alle atemlos, schuldlos hervor und dazu bereit, wieder in »Sitte und Anstand« zu leben. Leichtlebige Menschen, die Sex als netten

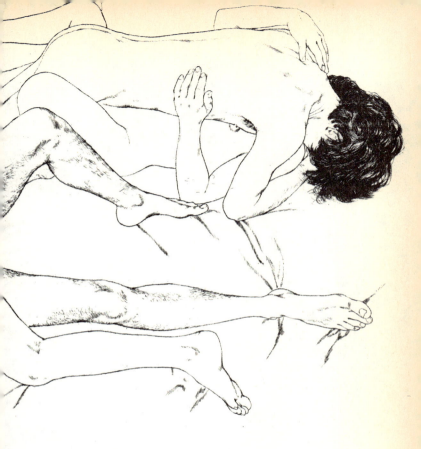

Sport ansehen, veranstalten gleichfalls Zusammenkünfte, die für uns wie Orgien wirken, aber nur entspanntes Vergnügen sind in Gesellschaft dessen, woran sie sich bereits im Privatleben erfreuen – wie Devereux von den Samoanern sagte, ist es das Äquivalent zu Fußball, Kino und der Sauftour am Samstagabend.

Unsere – eigentlich fotgeschrittene und emotional naive – Gesellschaft denkt anders. Wenn immer mehr Ehepaare in Amerika und in andern Ländern aus Berichten der Massenme-

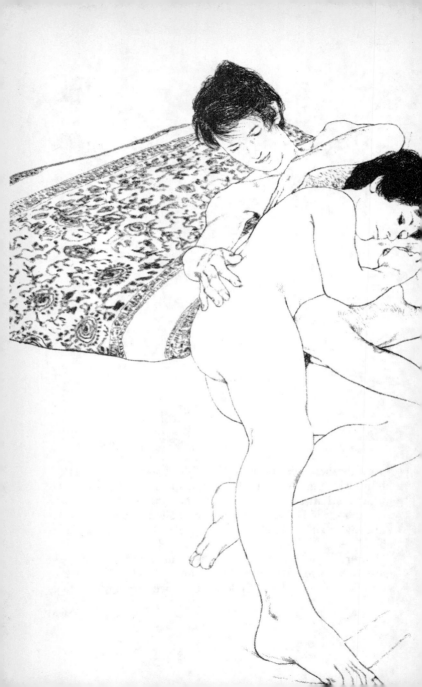

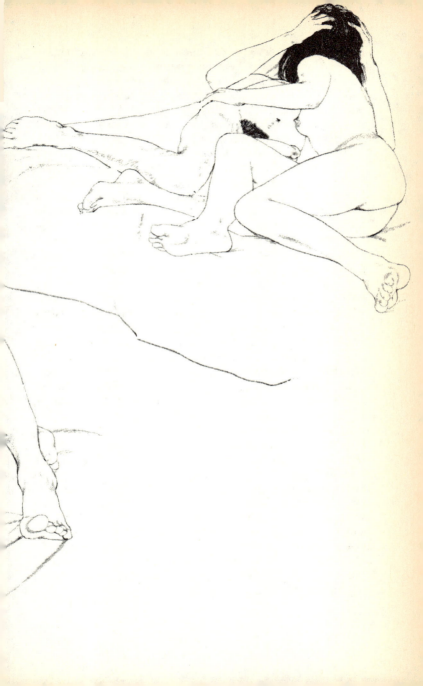

dien Mut zu dem Versuch bekommen, Rituale zu entwickeln, die andere an ihrer eigenen Sexualität beteiligen, ohne deshalb die Hauptbeziehung aufzugeben, sind die überwiegend stärksten Motive größere Emanzipation (was zu Auflehnung gegen die Besitzvorstellung der Ehe als gegenseitigem Eigentum führt) und sexuelle Unrast. Ein weiteres Motiv ist wahrscheinlich jenes, das zum Frauentausch bei den Eskimos führt, nämlich der Mangel an Verwandtschaft. Uns erscheint die doppelte Norm einfach abscheulich und die konventionelle amerikanische Lösung von serienmäßiger Polygamie mit Ehebruch (siehe unter »Ehe«) einfach unanständig. Demgemäß kann die Bemühung, das Bedürfnis nach Erfahrungen außerhalb der Paarbeziehung zu stillen, eher Ehrlichkeit und gegenseitige Rücksicht als Wollust ausdrücken.

In einer Kultur, die der Sache noch immer offen mißbilligend gegenübersteht, stellen Swinger genauso wie Nudisten eine charismatische Subkultur mit beiderseitigem Anreiz und beiderseitiger Heimlichkeit dar. Sie suchen sich andere gleichgesinnte Paare aus, die sie manchmal gar nicht persönlich, sondern durch Annoncen kennen und tauschen mit ihnen auf einer unverbindlichen Basis. Da so viele Arten von Menschen beteiligt sind, ist es schwierig zu schätzen, was ihnen die Sache wirklich bedeutet, wie weit Frauen oder Männer mit in die Sache hineingezogen werden, um den Ehepartner nicht zu verlieren, und wie viele davon finden, daß Swingen ihre Ehe verjüngt, beziehungsweise, wie viele schlechte Erfahrungen machen. Auch die Psychologen sind geteilter Ansicht. Es gibt welche, die die Sache aus eigener Anschauung kennen und eher dafür sind, und andere, denen diese Erfahrung fehlt und die eher dagegen sind. Die wenigen unparteiischen Studien kommen in ihrer Bewertung zu eher entmutigenden Resultaten. Swinger können Ängste und Phantasien zu ihrem Vorteil abbauen, sich näher fühlen, weil sie von ihren Ehepartnern sehen, daß sie ihnen ihre Freiheit wiedergeben, und – in selteneren Fällen – echte Ersatzverwandte gewinnen. Andere behalten all ihre Vorurteile und fügen einfach das Swingen zu einem eher begrenzten Lebensstil hinzu, wie sie es mit Golf tun könnten, manchmal mit der gleichen Wirkung: Entzweiung.

Swingen kann »geschlossen« (die Paare tauschen Partner aus, betreiben jedoch Sex in getrennten Räumen) oder »offen« sein, was zu einem Vierer führt. Aufgrund unserer Beobachtungen müssen wir annehmen, daß die Konsequenzen in den beiden Fällen verschieden sind. Bei Vierergruppen beobachten alle Beteiligten, was sich abspielt und können Ängste durch Lernen abbauen, während das Element normaler Bisexualität, das unsere Kultur unterdrückt und das jeglichem Partnertausch bei Primaten zugrunde liegt, die Chance hat, sich zu entwickeln (das kann der Grund sein, warum konventionelle Swinger – und davon gibt es viele – vor Vierergruppen Angst haben). Der starke Druck der Männer führt zu manchen äußerst schlechten Erfahrungen – Frauen neigen weniger dazu, Zufallspartner zu akzeptieren, und das System der Verabredung auf lange Sicht durch Zeitungsannoncen oder Rendezvouslokale leistet ihnen fast eine Garantie.

Daß es Leute gibt – und gar nicht so wenige –, die Partnertausch lohnend finden, ist ein guter anthropologischer Beweis, daß es da etwas gibt; es scheint jedoch der falsche oder nicht der beste Weg zur Einführung zu sein, nach diesem Etwas zu suchen, es sei denn für sehr robuste und selbstbewußte Menschen. Gemeinsamer Sex ist ein starkes Erlebnis, und man ist, indem man ihn mit praktisch Fremden ritualisiert, nicht fähig, etwas von seiner Stärke aufzunehmen – vor allem aber die sexuellen Ängste von der »heißen« Ebene, welche eine irritierte Kultur vorschreibt, auf die »kühle« Ebene zu übertragen, die auf Angstfreiheit, Zwanglosigkeit und Anerkennung der Persönlichkeit beruht.

Es ist wichtig zu erkennen, daß wir und unsere Partner in manchen Sexzusammenhängen vorübergehend »Unpersonen« werden (indem wir keine sozial vorgeschriebenen Ansprüche stellen), aber man darf es auch nicht allzusehr ritualisieren, sonst schränkt es einen ein.

Wir raten Paaren, die sich durch ihre Bedürfnisse und nach eingehender Diskussion zum Partnertausch hingezogen fühlen, nicht davon ab. Aber wir empfehlen, daß sie lesen, was wir über andere Arten verallgemeinerter Sexerfahrungen gesagt haben und sich überlegen, wie sie, wenn überhaupt, dabei vorgehen

193

sollen. Partnertausch mit Fremden ist ein schlechter Anfang, und Partnertausch mit guten Freunden kann zur Entzweiung führen, es sei denn, er erfolgt ganz von selbst, und sogar dann kommt es manchmal dazu. Die lohnendsten Erfahrungen, wenn man nicht allzusehr auf Eroberungen versessen ist, sind jene mit Menschen, die entspannt mit Ihnen zusammensein können, bis sich etwas ganz natürlich ergibt und niemand enttäuscht ist, wenn es nicht dazu kommt.

Unruhestifter

Gehen Sie ihnen aus dem Weg! Sie können besonders in einer Dreiergruppe unangenehm sein, aber man kann intrigante Paare treffen, die überall, wo sie hinkommen, Krach bringen. Gewöhnlich gelingt es einer Gruppe, mit ihnen fertigzuwerden oder sie davonzujagen, sie können aber viel Unheil anrichten, ehe es dazu kommt.

Wir meinen spezifisch sexuelle Unruhestifter, denen es Befriedigung bereitet, wenn sie sich in eine Hauptbeziehung eindrängen und sie stören können, nicht die alltäglichen – dumme Verwandte und Nachbarn, spionierende Hauswirte und dergleichen. Diese kann man gewöhnlich erkennen, während die sexuellen Störenfriede oft wie freundliche Swinger aussehen, aber sich gern einnisten, Leute verführen, anstatt mit ihnen in Beziehung zu treten. Ihre eigene Beziehung zueinander ist nicht die von Liebenden, sondern von Komplicen. Es gibt das typische Porträt eines unruhestiftenden Paares in den »Gefährlichen Liebschaften« von Choderlos de Laclos. Jemand, der Ihren Paar-Zusammenhalt nicht aktiv verstärkt, ist für eine Dreier- oder Vierergruppe schädlich. Achten Sie darauf, daß Sie selbst bei Paaren, zu denen Sie in Beziehung treten, nicht dazwischenfunken oder sich eindrängen. Bestärkung beim Erkennen und Geben stummer Winke erfordert äußersten Takt. Nicht an Gruppen teilnehmende Paare können auch Unruhestiftern ausgesetzt sein, das geschieht jedoch meist verbal: ein nicht eifersüchtiges Paar kann durch Klatsch nicht leicht auseinandergebracht werden.

Es ist klug, sich im allgemeinen von Störenfrieden fernzuhalten – man beurteilt sie nach den Ansichten, die sie zum Ausdruck bringen. Sie sind in ihrem Privatleben oft ebenso erbärmlich wie in der Öffentlichkeit.

Verbindung, Erholung

Bei den Menschen hat Sex drei Funktionen. Er kann der Fortpflanzung (Zeugung von Kindern), der Verbindung (Ausdruck von Liebe und Zusammenschluß Erwachsener) oder der Erholung (Spiel und Spaß) dienen. Die meisten sexuellen Probleme der Menschen entstehen aus Angst vor oder durch Verwechslung dieser drei Funktionen.

Wäre menschlicher Sex »für die Zeugung von Kindern bestimmt«, dürften wir uns nicht das ganze Jahr lang und auch während der Schwangerschaft paaren, sondern ein- oder zweimal im Jahr (was einige leicht übergeschnappte Theologen gern sehen würden). Bis vor kurzem lehrte die Religion, die in unserer Kultur traditionell die Lust als Beweggrund verwirft, tatsächlich, daß die Fortpflanzung der einzige erlaubte Zweck des Sex sei. Mit der Entwicklung der romantischen Vorstellung von Ehe wechselte sie ihren Standpunkt und trat eher hinter das Ereignis, so daß sie heute, zusammen mit verkappter religiöser Psychiatrie und Beratung behauptet, achtbarer Sex könne nur der Verbindung dienen.

Es gab bis heute keine Zeit in der Menschheitsgeschichte, in der eine dieser Wertbestimmungen völlig zutreffend war, obgleich sie dazu dienten, die Aufgaben zu unterstützen, denen die Familie unterzogen wurde. Sogar in sehr verwandtschaftsbewußten Kulturen gab es Lücken für sexuelle Betätigung, die weder ein Ausdruck für den Wunsch nach Kindern noch für allumfassende persönliche Annäherung war. Normalerweise wurden diese Lücken nur für Männer vorgesehen: sie waren die Gesetzgeber und beanspruchten das Recht auf Sex ohne Verwandtschaft, während sie ihn ihren Frauen mit Hilfe von Sittenkodex, Harem oder, spitzfindiger noch, durch Indoktrinierung der Mädchen mit der Ansicht verboten, daß Sex in einer festen Beziehung die einzige Art sei, zu der Frauen fähig sind, und daß sie, anders als die Männer, nur Vergnügen daran haben könnten, wenn sie total besäßen. (Man brauchte offensichtlich Frauen, die für Unterhaltung aufgeschlossen waren, ebenfalls, um diese Masche auszunutzen, aber sie standen außerhalb der Gesellschaft. Das ganze System hatte aber schwere Fehlzündungen, da eine große Zahl von Männern bei »anständigen« Frauen impotent waren, denn Sex war etwas, das man mit einem netten Mädchen nicht trieb.)

Hier hat die Pille eine totale Änderung gebracht. Ungefährdet durch Zwangsschwangerschaft, haben viele Frauen nun entdeckt, daß ihre Fähigkeit, Sex auf allen drei Ebenen zu erleben, entweder zusammen oder bei verschiedenen Gelegenheiten und in verschiedenen Umgebungen, ebenso groß ist wie die jedes Mannes, wenn nicht größer. Heute hat der Erwachsene alle drei Möglichkeiten – Sex für Elternschaft, Sex als totale Verbindung und Sex zum Spaß, begleitet von nicht mehr als Zuneigung. Ältere Leute, welche die Jungen heute beobachten, erkennen, wieviel ihre Generation dadurch gelitten hat, daß die Gesellschaft diese Arten durcheinanderbringen wollte – wenn das Spiel zwischen Jungen und Mädchen zu erzwungener Heirat zwischen Bekannten führte, oder wenn ein Partner die Gedanken des anderen mißverstand oder Liebe und Interesse simulierte, um einen Partner, dem an einer Beziehung lag, ins Bett zu bekommen.

Jeder gute Sex ist teilweise auf eine Beziehung ausgerichtet. Ist er wirklich gut, erzeugt er eine solche, und sei es nur von Wärme und Dankbarkeit, und niemand wünscht sich Sex auf Spiel-Ebene mit einem Menschen, der nicht rücksichtsvoll und liebevoll ist. Zugleich kann er alles von totaler Beteiligung bis zu einem Bruch zwischen Freunden ausdrücken. Wichtig ist, daß all dies wertvolle Aspekte menschlicher Wechselwirkung sind, vorausgesetzt, die Partner sind der gleichen Meinung über das Niveau des Interesses, das sie einbringen. Sex kann durch seine intensiv verstärkte Bindungsfähigkeit zwei Menschen verändern und einander näherbringen: das heißt, er kann ein unbegrenztes Erlebnis sein. Dementsprechend muß man seinen gesunden Menschenverstand bei der Partnerwahl wirken lassen und stets darauf achten, verwundbare Menschen nicht aus dem Gleichgewicht zu bringen. Es gibt Menschen, die man auf eine Bergtour nicht mitnehmen würde. Sex zur zärtlichen Unterhaltung ist etwas für robuste Menschen. Paare sollten ihn besser in die Partnerschaft beziehen, damit bei Begegnungen dieser Art nicht einer der Partner übergangen wird, sondern beide beteiligt und eingeschlossen sind. Vor allem mißdeuten Sie Entspannung nicht als frivol oder ausbeuterisch. Sie bedeutet, daß man spielerisch, liebevoll und zärtlich ist.

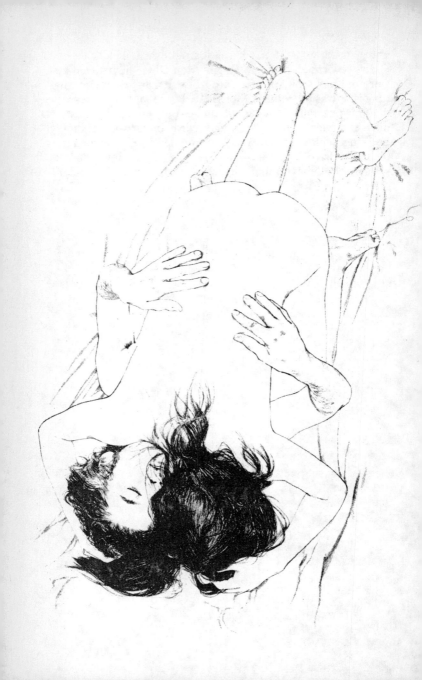

Hilfsmittel

Ärzte

In *Joy of Sex* haben wir darauf hingewiesen, daß Ärzte keine Schulung in Sexualberatung haben oder über das Anfangsstadium noch nicht hinaus sind. Andererseits könnten sie, wären sie geschult, gute Erfolge erzielen; sie sind jedenfalls die ersten, an die man sich mit Sexproblemen wenden soll.

Sie können sich ein Bild von der Qualität der Beratung machen, die ein Arzt Ihnen zuteil werden läßt, indem Sie auf sein allgemeines Verhalten achten. Beruhigung ist eine geeignete Medizin, wenn Sie aber zuerst Hormonpillen gegen Impotenz bekommen, sollten Sie Bedenken haben, und wenn man Ihnen sagt, es sei Ihr Alter oder da sei nichts zu machen und Sie müßten mit Impotenz oder Frigidität oder vorzeitiger Ejakulation leben, sollten Ihre Bedenken so groß werden, daß Sie sich an jemand anders wenden. Bei schwierigen Problemen wird Sie der Arzt zu einem anerkannten Sexologen schicken, wenn es einen gibt und der Arzt Anhaltspunkte hat (Verweisung auf ein Lehr-Krankenhaus ist immer ein kluger Schritt), zu einem Gynäkologen, einem Chirurgen für Geschlechts- und Harnorgane, wenn Sie ein Mann sind, oder zu einem Psychiater. Ein Gynäkologe ist natürlich der richtige, wenn es sich um Schmerzen, etwas Anatomisches oder Unfruchtbarkeit handelt. Wenn es das letztere ist, gehen Sie nicht in dieses Krankenhaus zurück, es sei denn, man verlangt auch Ihren Mann zu sehen. Sie können unnötige Untersuchungen an sich selbst vermeiden – vielleicht hat er keine Samen, und es wird ihm mehr Spaß machen, in eine Teströhre zu masturbieren als Ihnen, wenn man Ihnen Luft einbläst, und dergleichen. Der Chirurg für Geschlechts- und Harnorgane ist nur für Sexprobleme zuständig, welche die männliche Anatomie betreffen – manche von ihnen haben Erfahrungen auf dem Gebiet der Impotenz und der vorzeitigen Ejakulation, andere nicht. Der Psychiater ist oft der letzte

Ausweg – er mag der beste Mann sein, wenn man ein Problem wie Depression (siehe diese) oder große emotionale Schwierigkeiten hat, aber manche Ärzte schicken ihm gern alle Fälle, die im Verhalten begründet sind und mit denen sie selbst nicht fertigwerden können.

Es ist wesentlich zielführender, bei allen geläufigeren Funktionsstörungen einen angesehenen Sexualberater zu konsultieren – er wird Sie an den Psychiater, den Endokrinologen, den Gynäkologen oder dergleichen verweisen, wenn er glaubt, daß diese imstande sein werden, Ihnen zu helfen.

Wenn Ihre Berater widerwillig sind, wechseln Sie Ihren Arzt und lassen Sie nicht locker, bis Sie zufriedengestellt sind. Lassen Sie aus einer größeren Befangenheit keine Lebensweise werden.

Biofeedback

Ärzte und Jogis haben schon lange vermutet, daß es äußerst wenige Körpervorgänge gibt, die nicht bis zu einem gewissen Grad durch den Willen kontrolliert werden können. Die Sache hat bloß einen Haken: Wenn man zum Beispiel seinen Blutdruck durch Denken beeinflussen will, hat man nicht die Möglichkeit, das zu überprüfen. Wir haben eine ganze Reihe von Muskeln, um unsere Ohren zu bewegen; da wir das Ergebnis des Bewegens dieser Muskeln aber nicht sehen können, ist es schwierig, die spezifischen Bewegungen zu lernen. Wenn Sie Ihre Ohren dagegen auf einem solchen Fernsehschirm mit angeschlossener Kamera beobachten, der das Bild nicht wie ein Spiegel umkehrt, können Sie in einer einzigen Sitzung lernen, mit den Ohren zu wackeln.

Nun ist es bekannt, daß Blutdruck, Durchblutung der Haut, Erektion und sogar die Gehirnströme willkürlich kontrolliert werden können, wenn man irgendwie ablesen kann, was vorgeht, um sich dann auf »stärker« oder »schwächer« einzustellen. Das Herumspielen mit Gehirnströmen wurde ein Partyspaß an der Westküste (zum Glück dürfte es harmlos und sogar eine Unterstützung der Meditation sein). Das gleiche

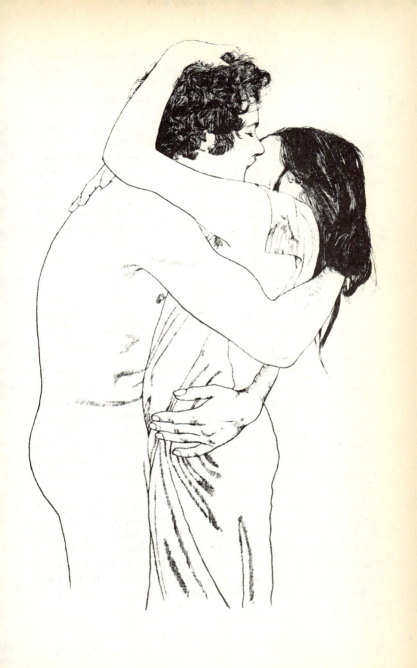

Gerät kann dazu verwendet werden, Patienten zu lehren, epileptische Anfälle zu unterbinden. Die auf Biofeedback beruhende Kontrolle sexueller Vorgänge findet immer häufiger Verwendung, um Frauen die Kontrolle ihrer Beckenmuskeln zu lehren und impotenten Männern die Fähigkeit zu vermitteln, willkürlich wie ein Jogi eine Erektion herbeizuführen. Siehe auch unter »Verhaltenstherapie«.

Bücher

Wir wollen hier nicht über die einschlägige Literatur herziehen, unser Hauptanliegen ist es nur, keine falschen Informationen zu geben. Sex-Handbücher werden meist von außerhalb der Gruppe stehenden Trainern mit beschränkter Erfahrung geschrieben, von denen manche nie einen tatsächlichen Sexualverkehr gesehen haben, oder von sexuell aktiven und ganz humanen Leuten, die aber nichts von menschlicher Biologie wissen und ihre medizinischen Informationen aus veralteter Literatur beziehen. Beide stützen sich eher auf die Psychiatrie und Sexologie von 1874 als von 1974. Das gilt natürlich nicht für alle Bücher – zum Beispiel für moderne Fachstudien wie die von Kinsey und von Masters und Johnson (obwohl manche davon absichtlich in einer Idiotensprache geschrieben sind, damit die Polizei sie nicht versteht; wenn sie interessant wären, würde man sie vielleicht verbieten – wo käme man denn hin, wenn jedermann Sex-Handbücher lesen würde!). Magazine berichten freimütiger über Sexualverhalten, allerdings entstammt vieles dem Reich der Phantasie, außerdem gibt es den Unsinn über Verjüngungsmittel, Potenzpillen und so fort. Die realistischste Quelle sexueller Kommentare sind oft die Karikaturen in »Playboy«, »Oui« und ähnlichen Publikationen.

Moralisten und Mediziner, die Privatinteressen verfolgen, sind ziemlich leicht zu erkennen. Davon abgesehen kann man ruhig sagen, daß jede alarmierende Behauptung oder eine Behauptung, die besagt, etwas, das Ihnen beiden Vergnügen macht, sei unreif, geistig ungesund und dergleichen, wahrscheinlich Quatsch ist. Es ist der beste Test für ein Buch, wenn es klar wird, ob der Autor selbst Spaß am Sex hat und dessen unendliche Vielfalt anerkennt.

Wenn Sie direkte Fragen haben oder Bücherlisten wünschen, wenden Sie sich an *Pro Familia,* Deutsche Gesellschaft für Sexualberatung und Familienplanung e. V., in Frankfurt, Große Bockenheimer Straße 15.

Encounter-Gruppen

Encounter-Gruppen, die der Begegnung dienen, sind an der amerikanischen Westküste zu einem beliebten Sport geworden. Grundsätzlich sind es Gruppentherapie-Zusammenkünfte, die von Amateuren mit selbstgewählten Mitgliedern in einer Atmosphäre hoher Erwartung geleitet werden. Geschultes Training ist keine Garantie dafür, die Fähigkeit zur Kommunikation zu vermitteln, hingegen sind manche Amateure intuitive Therapeuten von hohen Graden. Andere sind es nicht oder reagieren eigene Probleme an den anderen Gruppenmitgliedern ab – ein psychiatrisches Training läßt den geschulten Therapeuten zumindest diese Möglichkeit erkennen. Die Amateure neigen eher zu Optimismus. Da sie Amateure sind, kommen zu ihnen alle jene, denen eine normale Beratung nicht geholfen hat. Da sie ihre Mitglieder nicht überprüfen, kann es sich, wenn sie nicht Glück haben, um Leute handeln, die tatsächlich geistig krank sind. Ohne die erforderliche Fachkenntnis behandelt, können sie richtig überschnappen. Somit verbringen die geistig robusten, richtigen Psychotherapeuten ziemlich viel Zeit damit, den Schaden wiedergutzumachen, der geistig gestörten Menschen durch ebenso gestörte Gruppenleiter zugefügt wurde, obgleich Encounter nicht schädlich ist und durchaus Gutes bringen kann.

Der allgemeine Effekt ist der jener zweifelhaften kleinen Annonce: »Lehren Sie sich selbst Gehirnchirurgie – Sie brauchen dazu nur einen Spiegel und eine Säge«. Ein aggressiver Leiter kann wirklichen Schaden anrichten – gewöhnlich verwandelt sich seine Gruppe in ein Wolfsrudel und bringt das gestörteste Mitglied mit der geringsten Dominanz zu Tränen,

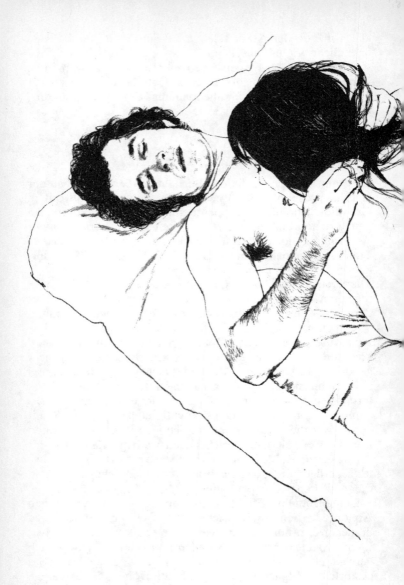

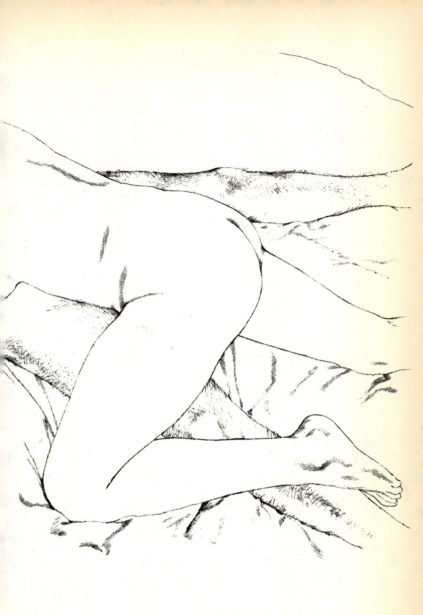

statt seine Selbstachtung zu stärken. Es gibt Encounter-Virtuosen, die auf diese Technik ungeheuer stolz sind. Andere versammeln sich in gegenseitiger Bewunderung um einen Guru, der sich in der Vaterrolle sonnt und weder die Fähigkeiten besitzt, sie konstruktiv zu nutzen, noch sie abzulegen, wenn sie nicht länger gebraucht wird. Ein solcher Führer will in Wirklichkeit nicht, daß seine Jünger von ihm unabhängig werden, sondern schafft eine Süchtigkeit, die sie abhängig macht.

Methoden und Theorien spielen offenkundig keine Rolle, wie eine Untersuchung von Professor Yalom in Stanford gezeigt hat – sondern nur die Persönlichkeit des Führers. Viele von ihnen sind selbst schwer gestört. Die guten versuchen ihre Methode den Schülern zu vermitteln; da die Resultate aber davon abhängen, welche Art von Menschen sie persönlich sind, hält sich der Erfolg bei den Schülern in Grenzen.

Wenn Sie in einem Kontext sozialer Wechselbeziehung Bewußtheit lernen wollen, sollten Sie es lieber in einer sozialen Umgebung tun, in der die Atmosphäre weniger erregt ist, oder bei Gruppenzusammenkünften mit einem Therapeuten, der die richtige Schulung als Moderator besitzt. Schulung macht noch nicht den Therapeuten aus, aber schließlich geht man auch nicht zu einem Amateur, wenn eine Herzoperation notwendig ist.

Ersatzpartner

Die beste Methode, die Sexbetätigung zu lernen, wenn sie für jemanden neu ist oder Probleme mit sich bringt, ist der Verkehr mit einem informierten, erfahrenen, nicht anspruchsvollen und erregten Partner. Leider sind die meisten unserer normalen Partner auch im Lernstadium, haben in der Regel nicht allzuviel Erfahrung und Hemmungen. Sie quälen sich auch mit der Frage: »Gefalle ich ihm/ihr?« »Warum gefällt er/sie mir nicht?«, und das wird immer schlimmer, je mehr Leistungsschwierigkeiten der andere Partner hat. Prostituierte sind informiert, erfahren und oft erregt, aber die Umstände stimmen nicht, und viele von ihnen sind, motivations- und erfahrungsgemäß, grundsätzlich

206

dem anderen Geschlecht gegenüber feindselig eingestellt. Außerdem ist für sie – es sei denn, Sie gehen zu sehr kostspieligen Callgirls – Zeit Geld, und Sie werden einem Zeitdruck ausgesetzt.

Wenn jemand wegen eines Problems wie vorzeitiger Samenerguß einen Therapeuten konsultiert, wird dieser das Paar instruieren, wenn der Patient eine Partnerin hat. Wie aber, wenn ein Mann nur homoerotische Erfahrung hat und heterosexuelle Fähigkeiten erwerben will? Die fromme Gesellschaft sagte ihm, er solle heiraten (was für die Frau schwierig sein konnte, wenn er mit dem Versuch die falsche Wahl getroffen hatte), die weniger fromme riet zu Prostituierten oder Zufallsbekanntschaften, was eine Menge Unannehmlichkeiten mit sich bringen konnte, wenn ein Mißerfolg zu einem Komplex führte. Ein vernünftiger Therapeut würde ihn, es sei denn, Sie glauben, man könne Sex durch Fernkurse lernen, zu einer Frau mit den erforderlichen Kenntnissen schicken, die Freude am Sex hat und ihn unterstützt, ohne Forderungen zu stellen. (Wir sagen »er« und »Frau«, weil es jetzt so üblich ist: es gibt männliche Ersatzpartner, aber infolge eines kulturellen Rückstandes sind Frauen sehr oft weniger fähig, sie zu akzeptieren als Männer weibliche Ersatzpartner, und es gibt psychodynamische Unterschiede. Wir kennen nicht genug männliche Ersatzpartner, um beurteilen zu können, wie das ausgehen würde.)

Die weibliche Ersatzpartnerin muß Vergnügen am Sex haben, über die Behandlung männlicher Probleme informiert, warm und liebevoll sein, aber robust genug, um sich nicht persönlich für den Patienten zu interessieren. Sie arbeitet immer mit dem Therapeuten, der ihr den Patienten geschickt hat und übernimmt die Verantwortung für die Behandlungsweise. Ersatzpartner und Patient werden – wenn sie es vorziehen, mit Vornamen – einander vorgestellt und verbringen die ersten Zusammenkünfte damit, nackt beisammen zu sein. Er hatte vielleicht noch nie Gelegenheit, den Körper einer Frau zu untersuchen. Es ist ihr Job, ihm zu helfen, ohne ihn zu erschrecken, seine Potenz zu fördern, ihm soziale wie sexuelle Kenntnisse im Bett beizubringen und sich auf sein vorhandenes Problem zu konzentrieren (vorzeitiger Samenerguß ist dasjenige, mit dem Ersatzpartnerinnen vielleicht am häufigsten zu tun haben). Er wird ebensosehr auf Leistung wie auf Entspannung ohne Hast trainiert und begreift ihre selbstsichere, anspruchslose Einstellung zum Sex.

Manche Ersatzpartnerinnen betrachten ihren Job, der weit davon entfernt ist, eine Ausbeutung von Frauen zu sein, als idealen Ausdruck ihrer eigenen Bedürfnisse, obwohl es schwere Arbeit ist, wie jede andere Aufgabe, bei der man jemand anderen an seiner Schulter weinen läßt. Sie und ihre Patienten werden nicht gegenseitig voneinander abhängig oder verknallen sich in einander, aber sie bleiben vertraute Freunde. Eine uns bekannte Ersatzpartnerin weinte – vor Freude, nicht aus Eifersucht –, als sie einen Brief bekam, daß ein früherer Klient glücklich verheiratet war und dieses ihr Verdienst war. Es ist eine warme, nützliche menschliche Beziehung, die richtigen Menschen vorausgesetzt, der nichts von Klinik oder Prostitution anhaftet.

Vernünftige Ärzte haben jahrelang Ersatzpartnerinnen verwendet, darüber jedoch geschwiegen. Jetzt können sie es offen tun, was viel besser ist.

Meditation

Sie ist ein nicht auf den ersten Blick erkennbares Hilfsmittel für Leute mit Problemen. Sie bedeutet nicht, daß man sitzt und über etwas nachdenkt, sondern vielmehr, daß man geistig eine Art Zustand ohne Voreingabe erreicht. Wenn dies geschieht, ist man fähig, innere Gehirnvorgänge mitzuhören, veränderte Gemütszustände zu bekommen und – wenn man ein Mystiker ist und systematisch meditiert – »ozeanische« Zustände, sehr ähnlich denen, die bei manchen Menschen durch LSD verursacht werden, aber ohne Risiko.

Spitzenerlebnisse verändern Menschen vorteilhaft, wenn sie zufällig erfolgen, aber wir erwähnen das deshalb als Beratungs- und nicht als religiöses Mittel, weil der meditative Zustand, sogar auf sehr niedriger Ebene, starke Wirkungen auf das autonome Nervensystem ausübt und Spannung mildern kann.

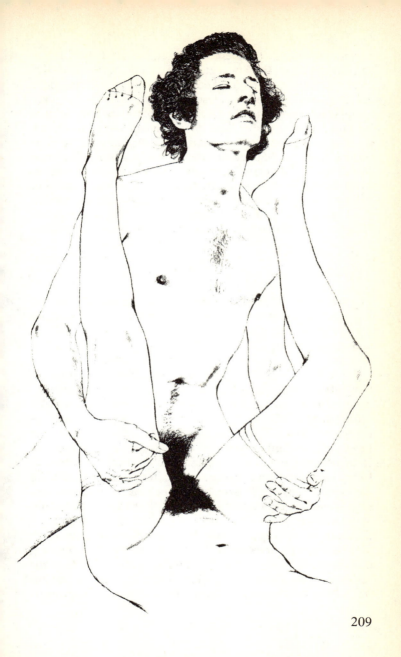

Fortgeschrittene Experimente hingegen können helfen, Leute von Drogen oder Alkohol abzubringen, wenn sie die Ausdauer haben, so lange weiterzumachen. Man braucht einen Ausbilder für den Anfang und fortgesetzte Instruktion, wenn man weiterkommen will (sonst können manche der LSD-artigen Wirkungen für unvorbereitete Menschen, die keine von Natur aus nachdenklichen Heiligen sind, beängstigend sein). Anhänger des Tantra verbanden Meditation mit langsamem Sex ohne Orgasmus als Übung in Manipulation der Körpervorstellung, wodurch jeder oder jede sich zugleich als Mann und Frau fühlte. Wie weit man gehen kann, hängt von den religiösen Begabungen ab – als einfache Entspannungsübung finden die meisten Menschen Meditation in ganz elementarer Weise lohnend.

Psychoanalyse

Ein hoher Prozentsatz wohlhabender Amerikaner scheint allwöchentlich den Analytiker aufzusuchen, so wie man zum Friseur geht – oft mit der Erwartung, bei persönlichen oder sexuellen Problemen Hilfe zu bekommen. Es lohnt sich daher zu untersuchen, was die Analyse ist und was nicht.

Freuds ursprüngliche Technik der Behandlung von Patienten fußt auf der Entdeckung der kindlichen Sexualität und Verdrängung. Das Sexualverhalten Erwachsener geht auf äußerst starke, in früher Kindheit vorhandene Emotionen und Reaktionen zurück, in welchen lange vor jeder Befähigung zu sexueller Leistung die Eltern als Sexualobjekt und als Subjekt von Trieb, Eifersucht und dergleichen figurieren. Verdrängen ist das von Erwachsenen programmierte Ausschalten einer ganzen Reihe dieser Kindheitserfahrungen aus dem Gedächtnis, die dessenungeachtet unaufgefordert an die Oberfläche kommen und das Verhältnis beeinflussen. Freud analysierte Träume, Verhalten, Einstellung und freie Assoziationen, um relevante Teile dieser Kindheitserfahrung bewußt zu machen – wobei die Erklärung dazu verwendet wurde, den Patienten zu befähigen, diese Teile seiner verdrängten Vergangenheit, die seine Leistung beeinträchtigen, zu empfinden (und hoffentlich damit fertigzuwerden). Von allen späteren psychoanalytischen Theoretikern, die diese Ideen abgeändert haben, hält sich Freud im Licht modernen biologischen Wissens noch immer am besten.

Eine der wichtigsten Entdeckungen Freuds war es, daß Kleinkinder männlichen Geschlechts in einem gewissen Stadium starke Befürchtungen um ihre Genitalien und Angst vor deren Verlust sowie Neid auf ihren Vater empfinden – die sogenannte Kastrationsangst und den Ödipuskomplex. Wir würden heute eher von kindlicher Sinnlichkeit als oder ebenso wie von Sexualität sprechen und die Kastrationsangst als Spezialfall einer Dominanzsituation ansehen. Der Penis ist ein Dominanzmerkmal, und die Vulva der Mutter ist sowohl eine Einladung wie eine Bedrohung – höchst passend für einen jungen, prähumanen männlichen Primaten, der bei seiner Mutter bleiben mußte, weil er noch unreif war, sich ihr sexuell jedoch nicht nähern durfte, da die Gefahr bestand, vom Vater als erwachsener männlicher Nebenbuhler behandelt und attackiert zu werden.

Der Grund dafür, daß der Penis eine Zwangsvorstellung Freudscher Interpretation ist, liegt darin, daß er eine Zwangsvorstellung des Menschen ist. Bei den meisten Tieren sind Erwachsenengefieder oder -stimme erforderlich, um den Wettbewerb mit anderen Männchen auszulösen, und man würde eher Bartangst als Penis- oder Kastrationsangst erwarten. Der Mensch scheint darin einzigartig zu sein, daß er einen von der Geburt an vorhandenen Körperteil als Dominanzmerkmal wählt – Haarlosigkeit, wachsende Intelligenz und aufrechte Stellung haben vielleicht zusammengewirkt, um einen Mann erkennbar zu machen und somit, solange er noch unreif ist, zum Rivalen zu stempeln. Es scheint so vor sich gegangen zu sein, daß dieses ganze Verhaltenspaket in der Entwicklung in ein irrelevantes, jugendliches Alter verlegt wurde.

Die Dominanzangst gegenüber dem Vater ist somit höchstwahrscheinlich eine ebenso vorübergehende Sache wie ein Kaulquappenschwanz, sie hat jedoch einen wesentlichen Einfluß auf das Verhalten des Erwachsenen wie auch auf alle menschlichen Mythen und die Literatur. Wenn es dem Mann nicht gelingt, den Begriff der Frau als Mutter und Tabuobjekt zu bewältigen, sobald die Zeit zur Paarung herankommt, kann er alle Frauen als Bedrohung ansehen und entweder Männer vorziehen, oder er braucht ein Übergangsobjekt (einen Fetisch), um ihnen die Stirn zu bieten, wie ein Kind einen Teddybär braucht, wenn es sich fürchtet.

Was Frauen anlangt, setzte Freud voraus, daß sie sich als bereits kastriert und auf der Suche nach dem Penis betrachten, den sie verloren haben, während Männer sich bemühen, sie mit einem zu versorgen, um sie weniger bedrohlich zu machen. Manches davon klingt richtig, und nicht wenige dieser Gedanken finden sich im Volksglauben. Frauen suchen in gewissem Sinn einen Penis, und Männer finden Frauen mit einem Phallus beruhigend – beachten Sie die Vorliebe mancher Männer für einbeinige Frauen, was ein einfach schematisches Merkmal der bei Tieren beobachteten Arten ist. Andererseits war Freud mit seiner Psychologie weiblicher Sexualität nicht zufrieden, und wir sind vielleicht noch weniger zufrieden (wir könnten ein Moratorium für Theorien brauchen, die Männer über weibliche Sexualität aufgestellt haben). Wenn Sie eine richtige Darstellung von Freuds eigenen Ideen wünschen, lesen Sie seine »Vorlesungen über die Einführung in die Psychoanalyse«, nicht das, was jemand anders sagt, daß Freud es gesagt habe.

Sowohl die Freudsche Analyse als auch spätere Varianten (einschließlich der von Jung, der sich für Archetypen interessierte oder für bevorzugte Modelle menschlichen Denkens und für das in jedem Individuum verborgene männliche und weibliche Ich) können instruktive und lohnende Erfahrungen sein und die Selbsterkenntnis vertiefen. Wenn sie funktionieren, sind sie emotionale oder Gefühlserfahrungen, nicht das Äquivalent einer Vorlesung. Im Zuge der Selbsterkenntnis werden manche unserer vernunftwidrigeren Reaktionen wie etwa, daß wir dauernd Verlierer sind, die das andere Geschlecht hassen, oder daß wir zu Unfällen neigen, als das gesehen, was sie sind, und wir werden von ihnen befreit. Leider sind sie für konkretere sexuelle Probleme, wie etwa Impotenz, viel lehrreicher als vorteilhaft. Nach zehnjähriger Analyse hat man vielleicht viel Einsicht gesammelt – und ist noch immer impotent oder leidet weiter an dem Problem, dessentwegen man Hilfe gesucht hat.

212

Als Erziehung ist die Analyse durchaus wertvoll, wenn man über die nötige Zeit und das nötige Geld verfügt. Als Behandlung für funktionell selbständige Gewohnheiten, an denen man festhält, was immer ihr kindlicher Ursprung sein mag, sind die Ergebnisse dürftig und andere Arten, sie anzupacken, sowohl schneller als auch sicherer – zum Beispiel wissenschaftlich gelenktes Umlernen (siehe unter »Verhaltenstherapie«). Zugleich könnten viele Leute, die durch Verhaltenstherapie von einem Symptom kuriert werden, mehr Einsicht gebrauchen (und sie durch nicht klassische analytische Methoden wie Kurzanalyse und analytische Gruppentherapie bekommen, die schneller und weniger kostspielig sind als die ursprüngliche Freudsche Vorgehensweise). Zwischen analytischen und Verhaltenspraktikern herrscht gewöhnlich eine stupide Feindseligkeit, aber beide untersuchen einen programmierten Lernprozeß, und ein Primatenbiologe würde ihnen die Köpfe aneinanderschlagen.

Jede moderne Sexologie und Primatologie muß auf Freud zurückgreifen. Jede Diskussion über menschliches Verhalten muß auch Jung berücksichtigen, der mehr auf das Gefühlsleben reagierte, aber dazu neigte, in eine Art Wagner-Stratosphäre aufzusteigen, und auch Adler, der als erster (mit anderen Worten) darauf hinwies, daß vieles von dem, was Freud als Sexualängste bezeichnete, in Wirklichkeit zur Dominanz gehörte. Diese drei Männer sprachen nicht miteinander. Erst die Primatologie und die Anthropologie brachten sie zusammen zu einer allgemeinen Biologie menschlichen Denkens und Verhaltens – die Art, wie die Wissenschaft durch Dogma und Egozentrik behindert wird, war ein Thema, das leider keiner von ihnen meisterte. Demgemäß kann die Art von Analyse, die man bekommt, von der Schule abhängen, welcher der Analytiker angehört, es sei denn, man hat es mit einem vernünftigen Eklektiker zu tun, der alle Theorien kennt. Das ist weniger ausschlaggebend, als Sie vielleicht annehmen, denn die Analyse ist eine sensitive Erfahrung in Kommunikation und Intuition zwischen Ihnen und dem Analytiker, und das ist es, worauf es für den Nutzen ankommt, den Sie aus den Sitzungen ziehen können.

213

Psychotherapie

Fast alles, was Sie veranlaßt, sich geistig besser zu fühlen – von Beruhigung bis zu zehn Jahren Analyse – wird hauptsächlich für spezifische Situationen des Dialogs oder der Wechselwirkung angewendet, die darauf abzielen, Einsicht zu gewähren und Probleme zu überwinden. Dabei hängt fast alles von der verbalen wie auch von der nonverbalen Kommunikation ab. Sogar das Aufsuchen eines Arztes wegen irgendeines körperlichen Schmerzes kann ein Ausdruck dessen sein (nicht wenige Symptome sind Botschaften oder demonstrative Verhaltensweisen), und ein guter Arzt wird, außer daß er Ihnen ein Aspirin gegen den Schmerz verschreibt, Ihre Körpersprache verstehen und sich mit der Botschaft durch seine eigene verbale oder nonverbale Mitteilung an Sie befassen.

Die Psychiater erfanden die sogenannte Transferenz und Gegen-Transferenz nicht (die Wechselwirkung zwischen dem Erscheinungsbild des Patienten auf den Arzt und dem des Arztes auf den Patienten – der Arzt ist auch eine Person): es ist eine normale Form menschlicher Kommunikation. Spezifischere Psychotherapie kann auch beinhalten, daß man jemanden sprechen (und ihn oder sie Entschlüsse über die einzuschlagende Handlungsweise treffen) läßt, während der Therapeut sich die verbale und nonverbale Information anhört und helfend eingreift. Das kann ein wenig so sein, als hielte man den Spiegel, um jemanden zu befähigen, in seine eigenen Ohren zu sehen. Nur Sie können mit Ihrem Kopf zurechtkommen, aber ein geschickter Beobachter von außen kann Dinge sehen, die Sie nicht sehen, und Ihnen ermöglichen, sie zu sehen.

Gruppen-Psychotherapie spart Zeit und verstärkt den Fluß derartiger Information auf ein Maximum, weil es mehrere Individuen beiderlei Geschlechts gibt und eine Anzahl verschiedener, sich gegenseitig beeinflussender Veranlagungen. Ein einziger Therapeut kann nur eines Geschlechts zu einer bestimmten Zeit sein (kann somit Ihre Reaktion auf das andere Geschlecht nicht bekunden) und beginnt mit einer eingebauten »Elternrolle«. Sie kamen zu ihm oder ihr als einer Autorität oder einem Zauberer mit der Erwartung auf Hilfe, und das enthüllt zum Beispiel nicht Ihren Dominanzgrad in einer Gruppe. Ein wirklich fachkundiger Gruppentherapeut bleibt gewöhnlich ganz ruhig, beobachtet die wechselseitigen Wirkungen in der Gruppe und schreitet entweder ein, um Ordnung zu halten (jemanden zu schützen, der verspottet wird, ein allzu gesprächiges Mitglied zu bitten, auch andere reden zu lassen, wenn es die anderen nicht tun) oder um die Wechselwirkung zu lenken, so daß die Mitglieder selbst erkennen, was zwischen ihnen vorgeht. Es ist eine wertvolle Erfahrung, sich in einer solchen Umgebung selbst zu testen, auch wenn man keine schwerwiegenden Probleme hat.

Sie können aber noch mehr über sich erfahren und zwar durch das Psychodrama, in dem Mitglieder der Gruppe die Gefühle, die sie zueinander oder Figuren wie Eltern, Ehegatten oder Arbeitgeber gegenüber empfinden, schauspielerisch darstellen. Das kann bis zu echtem Sozialtraining weitergeführt werden: ein schüchterner Mensch kann lernen, eine Person des anderen Geschlechts durch das Spielen einer kleinen Scharade anzusprechen, wobei die anderen Bemerkungen und Vorschläge beisteuern. Ein Mensch, der im Büro als letzte Null behandelt wird, kann lernen, mit seinem Chef und den Kollegen fertigzuwerden, indem er andere Gruppenmitglieder diese Rollen spielen läßt und erkennt, was er falsch macht. Mit dieser Methode werden häufig Verkäufer-Trainings durchgeführt. Eine Form des Psychodramas ist die Schulung des Selbstbewußtseins: dem Gruppenmitglied mit geringer Selbsteinschätzung werden in Form von Spielen und durch Unterstützung der Gruppe die Merkmale und Kenntnisse höherer Dominanz (ohne allzu aggressiv zu sein) vermittelt.

Jede Psychotherapie zielt darauf ab, Ihnen genaue Information über Sie selbst (Einsicht) zu geben, Hemmungen aufzuzeigen und sie durch passendere soziale Fähigkeiten zu ersetzen. Hauptsächlich wird sie dazu benutzt, allgemeine Probleme zu lösen, die sich aus Ihrer Einstellung und Ihrem Verhalten ergeben. Gewöhnlich packt sie nicht spezifisch sexuelle Hemmungen direkt an, wenn sich auch Probleme wie Frigidität, falls sie auf Ängsten oder irrtümlichen Meinungen über sich selbst oder über Sex beruhen, häufig bessern, ebenso wie körperliche

Symptome, die Ausdruck ständiger Ängste, mangelnden Selbstwertgefühls oder dergleichen sind. Eine gute Gruppentherapie vermittelt Ihnen Fähigkeiten, die Ihnen die Möglichkeit zur Interaktion geben. Sie lernen, mit Menschen umzugehen, menschliches Verhalten besser zu erkennen, und sind eher fähig, Ihre Geschlechtsrolle anderen gegenüber zu interpretieren. Das ist ein Lebens- und Lernprozeß, nicht Zauberei, und kann nicht über Nacht einen Haufen schlechter Gewohnheiten vergessen lassen.

Sextherapie

Gute Sextherapeuten wenden alle Methoden an, die es auf diesem Gebiet gibt – oder kennen sie – und bringen Sie auf Trab. In Krankenhäusern ist die Behandlung im wesentlichen auf drei Dinge ausgerichtet: Beruhigung und richtige Information, spezifische Behandlungspläne, um bestimmte Probleme zu meistern (das ist oft in Wirklichkeit eine Form der Verhaltenstherapie) und Paarberatung. Dazu eignet sich am besten die bahnbrechende Methode von Masters und Johnson, bei der ein Paar einem anderen Ratschläge erteilt, so daß niemand als einzelner in der Minderheit ist. Zu jeder Sextherapie gehört es, daß man beide Partner sieht und ihre Einstellungen, Ängste und Erwartungen zu erkennen sucht – nicht bloß das vorliegende Problem.

Es gibt zahlreiche Paare, die nicht deswegen kommen, weil einer von ihnen impotent, frigide oder sonstwie in Schwierigkeiten ist, sondern weil sie ihre Sexualbeziehung vertiefen wollen. Daher geht der Berater – ob es nun spezifische Probleme gibt oder nicht – am besten so vor, eine Gruppe von Paaren zusammenzubringen und sie reden zu lassen; im Lauf der Zeit finden die Leute dann, daß sie alle die gleichen Probleme haben. Für präzisere Überwindung einer spezifischen Schwierigkeit ist Ihr normaler Partner der beste praktische Helfer (wenn nicht, haben Sie den falschen Partner). Die Therapeuten vermitteln ihnen ihre Einstellung, räumen mit falschen Vorstellungen auf und zeigen dem Paar die beste Methode, sich die erforderliche

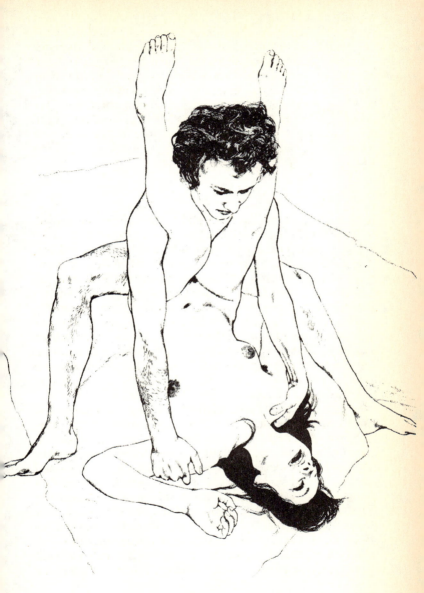

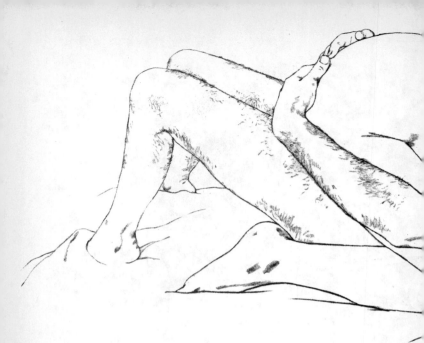

Verhaltenstherapie zu schaffen. Das Vorführen von Videobändern oder Filmen, die ein wirklich entspanntes Paar zeigen, kann anderen helfen, die gehemmt sind oder zu wenig Sachkenntnis besitzen.

Gute Sexberatung ist heute wirklich notwendig, leider werden die Ärzte aber nicht dafür geschult. Und so gerät man leicht an Scharlatane und Kurpfuscher, wenn man Rat und Hilfe sucht. Wenn Sie eine Adresse in Ihrer Umgebung suchen, wenden Sie sich an Pro Familia in Frankfurt. Wenn Sie zu einer klinischen Beratungsstelle gehen, werden Sie nicht unverzüglich einem Ersatzpartner zwecks Instruktion übergeben: Sie sollten beide befragt werden, gemeinsam und getrennt (mißtrauen Sie einem Therapeuten, der das nicht vorschlägt), und Sie sollten ungefähre Angaben über die zu erwartenden Kosten und die Behandlungsdauer erhalten. Manche Kirchengemeinden, welche aufgeschlossen und nicht auf religiöse Dogmen festgelegt sind, unterstützen Sextherapiekliniken. Jeder Therapeut, der

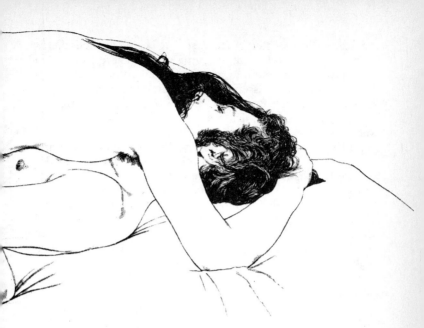

vorschlägt, mit einem von Ihnen oder mit beiden zu schlafen, ist ein Betrüger; das ist nicht die Aufgabe des Therapeuten.

Wenn Sie sich Hilfe nicht leisten oder sie auf anderem Weg nicht bekommen können, könnten Sie auch versuchen, eine Gruppe von Paaren zum Beispiel durch eine Zeitungsannonce zu finden, sie miteinander bekannt zu machen und zum Sprechen zu bringen. Das ist an sich schon Therapie. Die Leute helfen einander, auch wenn sie die Fragen, die sich stellen, nicht beantworten können. Sie selbst könnten dann versuchen, jemanden aufzutreiben, der mehr weiß und an den Sitzungen teilnimmt. Bemühen Sie sich, ein intelligentes, ungehemmtes und sexuell aktives Paar in der Gruppe zu haben. Das wird die anderen zum Sprechen bringen und mit weitverbreiteten, falschen Ansichten aufräumen – daß zum Beispiel oraler Sex abnormal oder Impotenz ein körperliches Gebrechen sei. Das ist keine Ideallösung, aber doch besser als gar nichts. Die Gruppe kann ihre Erfahrung durch die Lektüre einschlägiger Literatur ergänzen. Wir möchten keine Werbung betreiben, aber dieses Buch und *Joy of Sex* wären dafür geeignet. Sie stellen, im Gegensatz zu den meisten anderen Publikationen zu diesem Thema, modernes Wissen dar, nicht veralteten Volksglauben, zumindest was den Bereich normalen Verhaltens anlangt.

Und lassen Sie sich nicht davon abhalten, Hilfe zu suchen, wenn die Vorstellung irgendeiner Gruppendiskussion Sie stört. Gute Therapeuten arbeiten unter absoluter Geheimhaltung und werden Ihnen nicht vorschlagen, mit anderen zu sprechen oder an Gruppendiskussionen teilzunehmen, es sei denn, Sie beide wünschen es und glauben, es könnte Ihnen helfen.

Wir haben hier über Therapie mit Paaren gesprochen. Wenn Sie keinen Partner haben, dafür aber ein Problem, und dabei Hilfe brauchen, kann Ihnen durch andere Methoden geholfen werden. Also lassen Sie sich nicht davon abhalten, Beratung zu suchen.

Übungen

Es wäre ganz leicht, eine Liste der strukturierten Erfahrungen aufzustellen, die ein Paar durch alles führen würde, was die Sexualität auszudrücken vermag – Männlichkeit/Weiblichkeit, stärker/schwächer, Muskeln/Haut, Vertrauen, Bejahung, Hilflosigkeit, Übereinstimmung, Spannung, Entspannung und dergleichen. Die beste Übung ist, wenn man es selbst tut.

Wenn Sie die sexuellen Möglichkeiten in *Joy of Sex* zum Vergnügen durchgespielt haben, spielen Sie sie wieder zum Vergnügen durch, aber auch mit der bewußten Absicht, Ihre Fähigkeit zu verbessern, die darin enthaltene Sprache zu verstehen und zu sprechen. Das macht den Sex weder befangen noch schadet es seiner Natürlichkeit, so wenig wie es *Madame Bovary* schadet, wenn man den Roman liest, sowohl weil er ein Meisterwerk ist, als auch um sein Französisch zu verbessern.

Sie können eine Liste Ihrer eigenen Übungsspiele aufstellen, ausgehend von den gewöhnlichen Mitteln des Sex in Verbindung mit dem, was wir in diesem Buch gesagt haben. Ganz kleine Veränderungen, wenn Sie beide voll erregt sind – zum Beispiel

Verkehr, wobei einer oder beide Partner sich die Augen verbinden, oder die Frau stellt sich vor, sie sei ein Mann und versucht, in den Mann einzudringen – kann die gewöhnliche Lusterfahrung wesentlich vertiefen und verändern. Beschränken Sie sich nicht auf Erfahrungen, die Sie sofort in Erregung bringen. Versuchen Sie, Männlichkeit zu erleben, wenn sie Sie nicht besonders reizt, oder Weiblichkeit, wenn Sie ein schüchterner Mann sind. Wenn Sie im positiven Sinn sehr aggressiv und dort, wo Sie nicht führen, nicht gerade vertrauensvoll sind, versuchen Sie es mit völliger Hilflosigkeit; oder wenn Sie gar nicht selbstbewußt sind, mit völliger Beherrschung Ihres Partners. Tun Sie diese Dinge im Spiel und in Beischlafsituation, so daß das Erlebnis durch den Orgasmus verstärkt wird. Zugleich verstärken Sie tunlichst alle Möglichkeiten, die Sie besitzen, aber nicht anwenden; ein muskulöser Mann, der seine Muskelkraft beim Orgasmus nicht voll ausnutzt, sollte mit seiner Partnerin Möglichkeiten in dieser Richtung, aber auch in Richtung völliger Entspannung erwägen.

Anstatt Ihnen genau zu sagen, wie Sie das alles der Reihe nach durchexerzieren sollten (etwa in der Art eines Korrespondenzkurses), erscheint es uns als beste Methode, die Sexualität zu einer Erfahrung durch Entwicklung zu machen – wenn Sie wollen, zum Supersex für Feinschmecker –, wenn Sie sich selbst einen Plan machen, wobei Sie die von uns aufgezählten Materialien und das praktische Wissen verwenden und das, was Sie tun, Ihren speziellen Bedürfnissen anpassen. Wenn Sie es so einrichten, kann die Freude am Sex je nach Bedarf eine Schulung des Selbstvertrauens, Entspannungstherapie, Begegnungs- und Geschlechtsidentitätsverstärkung sein.

Einige Beispiele:
Analsex   Analsensation
Herausforderungswert,
Brechen des Tabus,
ein Mann kann sich einen anderen Mann vorstellen
ein Mann kann durchbohrt werden (mit Dildo oder Vibrator)

Baden, Sex im Wasser	totales Hauterlebnis
	Körper ist gewichtslos, schwebt
	kindliche und möglicherweise pränatale Erinnerungen
Sexualverkehr mit	Anonymität des Partners
verbundenen Augen,	Sex des Partners nicht offenkundig
Massage usw.	Überraschungseffekt (man kann die Initiative des Partners nicht voraussagen)
Fesselung	stärker/schwächer-Erlebnis
	Hilflosigkeit/Selbstbehauptung/Vertrauen
	keine Verantwortlichkeit seinerselbst
	Initiativen des Partners außerhalb Ihrer Kontrolle: Sie kontrollieren den Partner
	Erotisierung des Kampfes
Brustspiel	Kindheits-Rückblende
	Geliebter/Kind-Erfahrung
	Verbundenheit, Herzkontakt
Klitorisspiel	Orgasmusschärfe
	Nicht-Durchbohrtwerden
	Frau stellt sich vor, einen Penis zu haben
Missionarstellung	Entspannte Einheit
Oraler Sex	Vergnügen am Saugen
	Pheromone (Geruchshormonstimuli)
	Intimität, gegenseitige Einverleibung
	Wert, Sauberkeit der Genitalien
	Rückkehr in den Schoß
	Brechen des Tabus
Hintereingang	Stimulation der Dammgegend
	Rücken für Berührung verfügbar
	weibliche Einladung
	Partner ist anonym
Langsame Masturbation	totale Kontrolle des Partners/durch den Partner

Dreiergruppen	Einladen eines Gastes
	Liebesgabe, keine Eifersucht
	Entspannen der männlichen Dominanz
	(mit einem zweiten Mann)
Frau oben	bessere Kontrolle für die Frau
	Erprobung von Geschlechtsrollen
	Er gibt die Verantwortung auf
Ringen	Anreiz durch Muskeln
	schwächer/stärker
	Mann stärker, dramatisiert Genommenwerden
	Frau stärker, dramatisiert Kindheitserinnerung

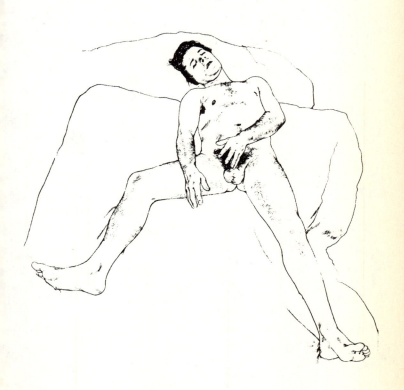

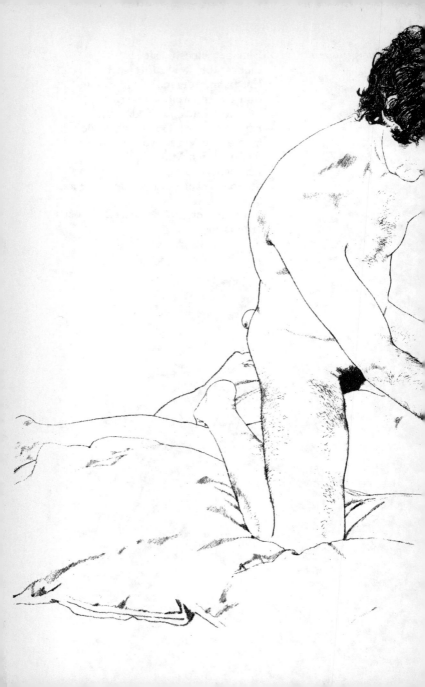

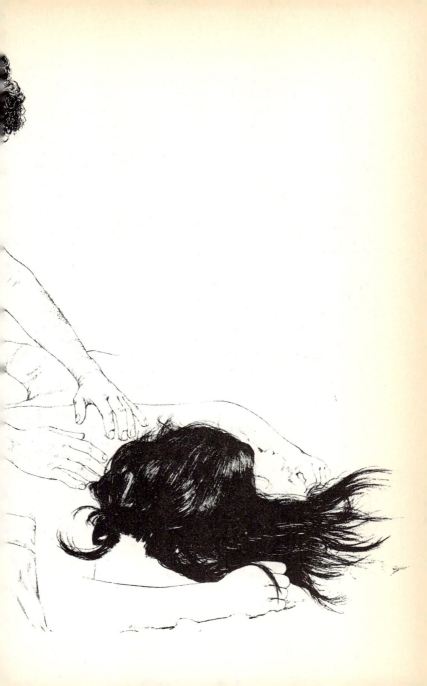

Verhaltenstherapie

Beinahe jegliches menschliche Verhalten ist angelernt. Es kann demnach durch Training abgewöhnt werden, und darauf richtet sich die Verhaltenstherapie. Der klassische Behaviorismus (der eine psychiatrische Ideologie ist, was jedoch seine Resultate nicht beeinträchtigt) steht Begriffen wie Emotionen, Gefühle und Triebe skeptisch gegenüber – schließlich können wir diese nur beobachten, wenn sie zu Verhaltensweisen führen. Der Behaviorismus alten Stils lehnt den »Mentalismus« ab und nimmt an, daß Gemütszustände zumindest ebenso sehr Folgen wie Ursachen von Verhaltensweisen sind. Er zielt darauf ab, das Verhalten zu ändern. Alle normalen Menschen haben Angst vor dem Kampf. Wenn man durch Training ihr Verhalten ändert, und zwar dergestalt, daß sie nicht nur nicht davonlaufen, sondern daß sie auch nicht blaß werden, schwitzen, daß sich ihre Pupillen nicht erweitern und ihre Haare nicht sträuben, dann hat man der Theorie zufolge die Angst beseitigt. In Wahrheit kann man das Verhalten der Menschen auf diese Weise zwar ändern, ihre Angst vor der Angst führt jedoch später meist zu hartnäckigen Alpträumen, so daß es notwendig wird, dieses Furchtgefühl wieder zu erleben, um es loszuwerden.

Dieses Beispiel zeigt die Anwendungen und Grenzen der Verhaltensveränderung durch Lernen, wenn auch die klassische Theorie manchmal besser funktioniert. Wenn man einen unterdrückten Menschen dazu bringt, Dominanzverhalten zu zeigen, steigt sein Selbstbewußtsein infolge der Reaktion seiner Mitmenschen. Vieles von dem, was geschrieben wurde, ist nur vereinfacht – wenn man einen Hund jedesmal belohnt, sobald er seinen Kopf über eine Linie hebt, kann man ihn abrichten, zu springen (auf der Grundlage, daß belohntes Verhalten gern wiederholt wird). Im Lauf dieses Prozesses kommt aber ein Moment, in dem der Hund ganz offensichtlich auf das anspricht, was der Experimentierende will, und es tut – eine Katze tut es nicht. Hunde und Delphine, nicht aber Katzen, sind soziale Tiere und darauf programmiert, für Lob und Tadel empfänglich zu sein. Wir sind es auch.

Wir befassen uns aber hier nicht mit Theorien, sondern mit der

Tatsache, daß die Verhaltenstherapie es uns ermöglicht, mit Gewohnheiten fertigzuwerden, die unser Sexualleben beeinträchtigen, und neue Fertigkeiten zu lehren. Sie funktioniert unter der Annahme, daß Verhaltensweisen,denen unangenehme Resultate folgen, weniger oft wiederholt werden und – was viel wichtiger ist – daß Verhaltensweisen, die sogar nur nominell belohnt und bestärkt werden, öfter wiederholt werden. Die Gesellschaft hat jahrhundertelang versucht, unpopuläre Verhaltensweisen durch Aversion (Bestrafung) zu unterbinden, ohne viel Erfolg, denn gewöhnlich blieben diese Verhaltensweisen im Untergrund verstärkt erhalten. Die Menschen änderten ihr Verbalverhalten, nicht aber ihre Neigungen. Ein paar Übereifrige haben versucht, Homosexuelle mit Aversion zu behandeln – indem sie Dinge wie einen leichten Schock bei Homo-Sexfotos und sogar Tonbänder mit höhnischen Beschimpfungen verwendeten (eine großartige Idee bei Behandlung eines Verhaltens, das vielleicht niedrige Dominanz wiedergibt). Sie mußten zur Kenntnis nehmen, daß sie oft nicht einmal soviel Erfolg hatten, die Leute dazu zu bringen zuzugeben, daß sie homosexuell waren. Die Inquisition gelangte mit rotglühenden Eisen, die ein stärkeres Unlustreizmittel sind, zu den gleichen Ergebnissen. Die Tatsache, eine normale Komponente menschlicher Reaktionsweisen behandeln zu wollen, sagt einem etwas über die Motivation dieser völlig auf den Menschen gerichteten Studien. Ein dynamischer Kerl versuchte einen Masochisten durch Aversion zu heilen und stellte zu seiner Überraschung fest, daß es dem Patienten durchaus gefiel.

Bestrafung als Lernmethode ist so alt wie die Menschheit. Viel wichtiger ist die Idee, daß man nicht versuchen sollte, ein kompliziertes Verhalten, das man nicht billigt, abzustellen, sondern möglichst so vorzugehen, daß man ein erwünschtes Verhalten durch Belohnung unterstützt. Aversion hat ihren Nutzen, aber nur wenn man das in Frage stehende Modell analysiert hat, und es erfordert gewöhnlich eine Alternative. Man kann einen Alkoholiker von Whisky abhalten und davon, daß er zum Schrank geht und sich ihn holt (indem man Whisky in seiner Vorstellung mit Übelkeit zu assoziieren versucht), man muß jedoch gewöhnlich seine Dominanz aufbauen, damit er ihn nicht braucht und ihn in Gesellschaft ablehnen kann. Wenn ein Mensch unter seiner homosexuellen Einstellung leidet und sie ihn (nicht die Gesellschaft – es geht die Gesellschaft nichts an) stört, kann man seine heterosexuellen Fähigkeiten bestärken.

Manche Menschen haben Verhaltensweisen, die sie und die Gesellschaft stören – Exhibitionisten und Kinderschänder. Man kann fachlich argumentieren, daß keine normale Frau beim Anblick normaler Genitalien aus der Fassung geraten sollte und daß bei belästigten Kindern (die selbst erstaunlich und vorzeitig verführerisch gewesen sein können) viel von dem Schaden in der folgenden Panik und Erregung liegt. Doch werden Menschen wegen dieser Dinge eingesperrt. Man kann ihnen helfen, dieses Verhalten abzulegen, aber es ist eine wirksamere Einstellung, sich weniger durch die Ängste der Gesellschaft stören zu lassen als durch die Probleme des betreffenden Individuums. Man befaßt sich damit, die normale sexuelle Annäherung zu erwachsenen Frauen zu bestärken, die ihnen fehlt.

Verhaltenstherapie, welche den ganzen Methodenbereich anwendet, kann vor allem unproduktive Hemmungen beseitigen, neue soziosexuelle Fertigkeiten zum Tragen bringen, destruktives Verhalten wie Rauchen, Alkoholismus und Freßsucht unterbinden und Menschen helfen, sinnlose Ängste zu überwinden – vor dem Fliegen, vor Hunden, vor gewissen Situationen. Besonders gut wirkt sie bei sogenannten funktionellen autonomen Gewohnheiten wie Impotenz und Frigidität. Die Psychoanalytiker behaupten, daß diese und Hemmungen im allgemeinen hartnäckige infantile Ängste sind – bringt man die Angst an die Oberfläche, wird man den Komplex los. Leider funktioniert das selten – eine einmal festgelegte Gewohnheit muß man sich abgewöhnen, sonst bleibt sie lang nach der Ursache, die sie eingeleitet hat, weiterbestehen. Während die Psychoanalyse darauf abzielt, den Sex zu verbessern, indem sie Einsicht verschafft, ist es den Verhaltenspsychologen klar, daß viele der Feedback-Folgen des Problems verschwinden, wenn man die Leistung hebt und das Individuum zu besserer Klarheit über sich selbst gelangt. Sie kann einen natürlich nicht von Grund auf ändern. Wenn die alten Probleme noch vorhanden sind, können sie neue Symptome verursachen, und manche Patienten würden von einer anderen Form der Psychotherapie Nutzen ziehen. Sie wären aber zumindest das Vorstellungsproblem los. Menschen, die zu einem Analytiker gehen, erfahren vielleicht viel über sich selbst – und bleiben impotent und frigide.

Bei Frigidität ist die Methode grundsätzlich eine Umschulung des Körpers hinsichtlich der Sinnlichkeit – sich entspannen lernen, masturbieren lernen, zuerst allein, dann mit dem anderen Partner und ein allmählicher Übergang zu regulärem Sex. Dieses Vorgehen bewirkt tatsächlich eine Veränderung der Person von Verkrampftheit und Ablehnung hin zu Entspanntheit und Bereitschaft. Die Behandlung der Impotenz hängt davon ab, daß wir nicht nur erkennbare Verhaltensweisen, sondern auch unwillkürliche wie Blutdruck oder Darmbewegungen kontrollieren und konditionieren können, vorausgesetzt, sie lassen sich überwachen. Wenn wir Jogis wären, könnten wir diese Geschicklichkeit in zehn Jahren Meditation erlangen. Die anderen kommen rascher zum Ziel, wenn sie eine Art von Anzeigesystem verwenden. Dem impotenten Mann wird ein Druckmesser oder Volumenregistrator am Penis befestigt. Man gibt ihm den Auftrag, nicht an Sex zu denken, sondern sich auf die Bewegung der Nadel zu konzentrieren. Viele Männer können auf diese Weise eine Fähigkeit erlangen, die es normalerweise nicht gibt, nämlich auf Wunsch eine Erektion zu erzeugen. Da die meisten impotenten Männer eifrig bestrebt waren, auf eine Weise zu einer Erektion zu gelangen, die es verhinderte, daß sie spontan erfolgte, können sie auf diese Weise lernen, daß sich das Problem von selbst erledigt, und der Anstoß, den ihnen der Erfolg in einigen Fällen gibt, genügt sehr oft, um die Hemmung zu beseitigen und den normalen Mechanismus auszulösen. Wenn ihr Selbstbewußtsein wegen oder infolge ihrer Behinderung beeinträchtigt wurde, brauchen sie vielleicht noch mehr Beratung, aber sie können nun zumindest verkehren, während sie früher impotent waren. Durch eine ähnliche Methode können Frauen eine wunderbare Kontrolle über ihre Beckenmuskeln bekommen.

Wie bei der Analyse hängt das Ergebnis, wie gute Erfolge Sie beim Konsultieren eines Verhaltenstherapeuten erzielen, davon ab, an wen Sie sich wenden. Wenn er konventionell ist, wird er Ihr Verhalten eher zum Modischen als zum Nützlichen wenden. Es ist kostspielig, wie jede andere ärztliche Hilfe in Amerika, aber man kann in wenigen Wochen, nicht erst in fünfzehn Jahren, Erfolge erzielen, und es gibt konkrete Resultate. Leider sprechen die geheilten Patienten nicht über die Erfolge der Behandlung, sonst würde sie häufiger gesucht werden.

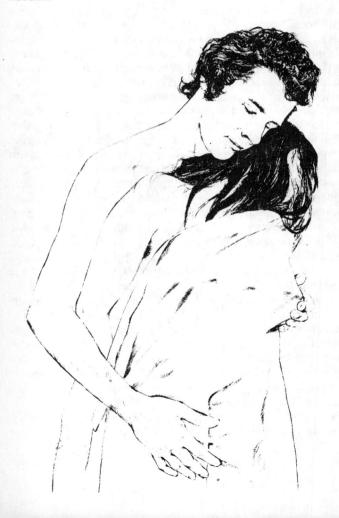

Spezielle Bedürfnisse

Alkohol

Alkohol ist eine der verbreitetsten Ursachen für Impotenz: Man vergißt nur allzuleicht, daß er ein starkes Schlafmittel ist.

Gewöhnlich geht das so vor sich: Ein Paar kommt von einer Party nach Hause, und er stellt fest, daß er keine Erektion bekommt. Vielleicht sagt sie etwas, das sein Ego verletzt, oder auch nicht, er jedenfalls verbringt am nächsten Tag die Zeit damit, in Schwung zu kommen, um es ihr (oder sich) zu zeigen. Er gießt mehrere Drinks hinunter, um sich zu stärken und versucht es dann mit der Männlichkeit – das heißt normaler Geschlechtsverkehr ohne Entspannung, kein einleitendes Streicheln und keine Hilfe von ihr. Das ist Versager Nummer zwei. Wenn er Glück hat, wacht er mit einer Erektion auf, aber wir kennen Männer, die das nicht ausgenutzt haben, sondern darauf bestanden, daß sie mit einer Erektion aufwarten müßten, wenn sie es wollten. Aus dieser Art von Selbstfrustration kann schnell eine ständige Impotenz werden, zusammen mit ebenso ständigen zwei oder drei Martinis jeden Abend, die eine Garantie dafür sind, daß er weiterhin versagen wird.

Die meisten Amerikaner sind sich einfach nicht darüber klar, wieviel sie trinken. Es kann leicht eine halbe Flasche Schnaps täglich in der einen oder anderen Form ausmachen, und das genügt, um die männliche Reaktion ernsthaft zu beeinträchtigen, auch wenn Trunkenheit als Symbol der Männlichkeit gilt – an unterster Stelle in der Rangordnung. Die meisten Männer überleben das, aber viel mehr von ihnen würden mehrfache Orgasmen haben, wenn sie nicht solche Mengen eines sexuellen Abstumpfungsmittels zu sich nähmen. Da vorzeitiger Samenerguß überdies eine Form beginnender Impotenz ist, wird er durch Trinken auch nicht kuriert – eher das Gegenteil.

Alkoholismus ist in einer Alkoholkultur schwer zu erkennen. Grundsätzlich ist jeder, dessen Verhalten durch Trinken in einer für ihn oder andere schädlichen Weise verändert wird, ein Alkoholiker. Stellen Sie sich vor, es würde verkündet, daß ab morgen der Weltvorrat an alkoholischen Getränken eingetrocknet sein wird. Eine normale Reaktion wäre: »Verdammt!« – die Reaktion eines Alkoholikers würde lauten: »Wie soll ich den Tag nach morgen überstehen?«

Alkoholismus ist eine Krankheit, nicht eine Charakterschwäche oder ein Fehler. Er kann eine Partnerbeziehung auf das schwerste beeinträchtigen – es gibt kaum Schlimmeres – wegen der langen Zeiträume ohne Kommunikation, des unwirklichen Benehmens des betrunkenen Partners und seines veränderten Charakters. Es hat keinen Sinn zu verlangen, daß der Partner zwischen dem Trinken und Ihnen wählt, denn er wird sich für das Trinken entscheiden. Es gibt keine Alternative zur Behandlung, sei es durch eine Gemeinschaftstherapie bei den Anonymen Alkoholikern oder sei es durch andere Methoden wie Verhaltenstherapie (siehe diese). Das Hauptproblem besteht darin, daß es der Leidende frühzeitig erkennen muß – in dem Stadium, wenn der andere Partner mit dem Versteckspiel beginnt, damit es keine Gelegenheit zu trinken oder keinen Schnaps im Haus gibt und der Leidende zu spielen beginnt, um diese Bemühungen zu umgehen. Oft wird während dieses Spieles nichts gesagt, aber es dient der Erkennung, und es ist an der Zeit, offen zu sprechen, wenn es keine ernsten Probleme geben soll.

Alter

In *Joy of Sex* haben wir erklärt, daß Sexualität mit steigendem Alter nicht aufhört, die Potenz nicht abnimmt – vorausgesetzt, Sie sind gesund und können weitermachen –, aber die männliche Reaktion sich ändert.

Wenn Sie Ihr Sexleben etwa nach dem sechzigsten Lebensjahr organisieren wollen, müssen Sie an folgendes denken:
1. Männer bekommen normalerweise weniger Orgasmen, aber nicht weniger Erektionen, wenn sie älter werden. Falls häufiger Geschlechtsverkehr für sie normal ist, bekommen sie vielleicht nicht jedesmal, sondern nur bei einem von drei oder fünf Malen

einen Orgasmus. Sie können jedesmal einen Orgasmus haben, wenn das Paar die Technik ändert und sobald *sie* den Orgasmus hatte, auf orale oder manuelle Stimulation übergeht. Trotz kräftigen Reibens kann die Orgasmuszahl beim Koitus durch stärkere Abnahme des Empfindungsvermögens weiter abnehmen. Verringern Sie die Häufigkeit Ihres Geschlechtsverkehrs nicht unter Ihr gewohntes Maß, denn mit zunehmendem Alter ist die sexuelle Reaktion, wie die Muskelkraft, sehr empfindlich gegen Nichtausübung, und geben Sie ihn nie ganz auf, sonst könnten Sie bei der Wiederaufnahme Schwierigkeiten haben. In Perioden ohne Partnerin masturbieren Sie regelmäßig, aber ohne sich zu beeilen; üben Sie jedesmal das Erhalten einer vollen Erektion. Die geringere Häufigkeit der Orgasmen bedeutet, daß Sie sich umstellen müssen in der Erwartung, jedesmal zum Orgasmus zu kommen und sich auf die Gefühle Ihrer Partnerin konzentrieren.

2. Auch spontane Erektionen werden seltener. Alle normalen Männer über fünfundfünfzig brauchen oft oder zumeist einen gewissen direkten Berührungsstimulus am Penis. Viele ältere Männer, die sagen, sie können ihn oft nicht hochkriegen, warten auf göttliche Inspiration, während sie nur Handarbeit brauchen. Bringen Sie ihn selbst hoch – oder noch besser, Ihre Partnerin sollte es tun.

3. Die Sexualgefühle der Frauen nehmen nach der Menopause nur dann ab, wenn sie darüber aus der Fassung geraten oder glauben, sie müßten abnehmen. In der Menopause selbst können jedoch Hormonveränderungen sowie psychische Faktoren Libidoschwankungen verursachen, und es kann längere Zeit danach zu Vaginaltrockenheit kommen. Regelmäßiger Sex scheint den Hormonhaushalt in Gang zu halten, heute bekommen aber viele Frauen eine passende Ersatzstofftherapie. Das ist kosmetisch gut, erhält ihr Gefühl des Wohlbehagens, wenn das gestört wurde und vermeidet den Verlust von Knochenmineralien, der in den siebziger und achtziger Jahren mit dem Schrumpfen des Skeletts zum Zustand der kleinen alten Frau führt. Das kann aber bei einem Paar, dessen beide Teile im vorgeschrittenen Alter stehen, den Nachteil haben, daß die Hormontherapie oft die Vagina viel feuchter macht, als sie vor

den Wechseljahren war, und der Mann, der an einen gewissen Grad von Reibung gewöhnt ist, bei der Peniseinführung praktisch nichts spürt. Das erfordert eine andere Rezeptur, muß aber erwähnt werden, denn Männer glauben oft, sie seien impotent, nur weil sie in bezug auf das Älterwerden schlecht informiert sind.

4. Eine ständige Partnerin, die altert, wird nur dann häßlich und für einen liebenden Mann reizlos, wenn sie sich wirklich gehenläßt. Vertrautheit und Erfahrung wiegen strahlendes Aussehen bei weitem auf, und ältere Männer, die beides hatten, finden die mangelnde Sachkenntnis junger Mädchen unerfreulich. Andererseits können Männer durch entstellende Fettleibigkeit der Partnerin, Nachlässigkeit oder plötzliches Verwenden einer senilen Art von Make-up abgestoßen und auch impotent werden. Gute und verantwortungsvolle plastische Chirurgie (bei riesigen, euterartigen Hängebrüsten zum Beispiel) kann hier nützlich sein, wenn das Problem gravierend ist, aber lassen Sie sich nicht kostspielige Gesichtsstraffungsoperationen einreden, es sei denn, Sie haben wirklich Vertrauen zu dem Chirurgen. Das ist ein sehr gefährliches Gebiet, und Sie können entstellt oder enttäuscht werden. Wenn Sie plastische Chirurgie brauchen, wenden Sie sich an eine Universitätsklinik, nicht an einen Krankenhaus-Operateur.

Schließlich, und insbesondere im Krankheitsfall, wird die Häufigkeit Ihres Geschlechtsverkehrs zurückgehen, er wird aber nie abreißen, bevor Sie es selbst tun, und vielleicht finden Sie, daß Sie die Fertigkeiten des Betastens, der Handarbeit und dergleichen entwickeln, die Sie gelernt, aber nicht häufig verwendet haben, als Sie öfter koitierten. Sie tun nichts anderes als Ihr Repertoire zu ändern, um einem weniger heftigen Stil der Liebesbetätigung zu entsprechen. Bei einer vor kurzem durchgeführten Untersuchung wurde festgestellt, daß 15 Prozent der Verheirateten über 78 Jahre regelmäßig Geschlechtsverkehr hatten, und dabei sind Paare nicht berücksichtigt, bei denen ein Partner krank war oder die ohnedies nie viel Sexleben hatten. Da sehr aktive Menschen auch sexuell sehr aktiv bleiben (entweder weil sie von Anfang an sexbetont waren oder weil Praxis die Leistung verbessert oder beides), bestanden diese

15 Prozent faktisch wahrscheinlich aus Paaren, die ihre Sexualität wirklich früher entwickelt hatten. Wahrscheinlich läßt sehr muskulöses oder auf Phantasie beruhendes Sexspiel nach, aber wenn Sie anpassungsfähig sind, wird es von neuen Methoden abgelöst.

Besteht ein Altersunterschied zwischen dem Paar, ist gewöhnlich der Mann der ältere. Wenn dieser Altersunterschied groß ist, muß die Frau über die normalen Veränderungen der männlichen Reaktion informiert werden. Falls ihre bevorzugte Orgasmushäufigkeit aus irgendeinem Grund in diesem Stadium höher ist als seine, sollte sie ihn nicht drängen, sondern sie sollten miteinander sprechen und Zugaben ohne Erektion entwickeln, um die Verkehrslücke wettzumachen; ebenso im umgekehrten Fall – obwohl eine Frau, die nicht jedesmal zum Orgasmus kommt, nicht so anfällig ist wie ein Mann, der sich bemüht, seine Erektionsphysiologie zu übertreffen.

Depression

Depression ist wahrscheinlich die verbreitetste Ursache für plötzlichen Verlust der Sexualgefühle bei Menschen, die sich bisher gut verstanden haben.

Bei schwerer Depression, die allmählich oder plötzlich entstehen kann, kommt es zum Verlust jeglicher Befriedigung im Leben. Die Umgebung erscheint düster oder langweilig, es gibt vielleicht ein Gefühl des Abgeschnittenseins, heftigen Überdrusses, begleitet von Gefühlen der Verzweiflung, Trübsal, Schuld und dergleichen, die zu Selbstmord führen können. Das ist ein medizinischer Notstand. Manche Menschen haben periodisch wiederkehrende Anfälle, andere nur einen. Es kann auf einen Trauerfall oder ein Im-Stich-Lassen normaler Schmerz folgen, aber er ist gefühlsmäßig ganz anders geartet. Depression dieser Art ist eine biochemische Krankheit, die das Gehirneiweiß befällt. Sie spricht auf Psychotherapie nicht gut an, kann jedoch fast immer durch Medikamente gemildert werden. Es dauert etwa zwei Wochen, bis sie wirken, und es ist vielleicht notwendig, mehr als eine Sorte von Medikamenten zu probieren, bevor man das für eine bestimmte Person passende findet. Wiederkehrende Anfälle können durch das Mineral Lithium verhütet werden, doch muß dieses ständig eingenommen und das Blutbild durch ein Laboratorium kontrolliert werden. Manche der verwendeten Medikamente für die Behandlung von Depressionen können die sexuelle Leistung herabsetzen und dann Ängste und Verzweiflung verstärken, das ist aber eine Nebenwirkung, die bald schwindet.

Schwere Depression führt oft, aber nicht immer zum Verlust der Libido, wie auch im allgemeinen zu Appetitlosigkeit. Es ist auch gewöhnlich klar – für andere, wenn auch nicht für die Betroffenen –, daß die Person krank ist. Die Depressionen, welche auf Sexprobleme folgen, sind leichter Art; die Patienten fühlen sich nicht so sehr deprimiert, vielmehr krank (ohne Symptome), müde und abgespannt. Sie können plötzlich frigide oder impotent werden, und das verschlimmert die Sache. Ein Großteil der Schwierigkeit bei ihrer Behandlung liegt darin, die Patienten zu überzeugen, daß sie nicht bloß niedergedrückt und unglücklich, sondern deprimiert sind, und erst wenn die Medikamentenbehandlung ihre Stimmung hebt, wird ihnen klar, wie deprimiert sie waren. Leichte Depressionen, die nicht behandelt werden, können sich jahrelang hinziehen. Wenn Sie so etwas bei sich oder Ihrem Partner vermuten, lassen Sie es behandeln.

Bei diesen leichten, lang dauernden Veränderungen der Gehirnchemie hat man viel zu sehr mit Beratung und Psychotherapie gearbeitet. Die Behandlung ist die gleiche wie für die schwereren Fälle und liegt innerhalb der Kompetenz jedes Arztes. Leider ziehen manche Psychiater gern die volle Show ab, während nur eines der Medikamente erforderlich ist, welche die normale »Chemie« in Ihrem Kopf wiederherstellen. Möglich, daß Sie auch Beratung brauchen, diese sollte aber die medikamentöse Behandlung der hauptsächlichen Krankheit begleiten oder auf sie folgen. Sie sollten immer, wenn Sie oder Ihr Partner ohne triftigen Grund nicht mehr »funktionieren« oder kein Vergnügen am Sex haben, eine Depression vermuten. Depressionen bessern sich schließlich, und irgendeiner Therapie, die Sie im Lauf der Jahre erhalten haben, wird der Erfolg zugeschrieben. Die modernen trizyklischen oder MAOI-Medikamente schaffen es in einer Zeit von zwei Wochen bis zu zwei Monaten.

Herzanfälle

Da gibt es zwei Punkte: sie zu vermeiden und sexuell mit ihnen fertigzuwerden.

Jede körperliche Bewegung schützt einigermaßen gegen Herzanfälle, vorausgesetzt, sie ist bei Menschen mit sitzender Lebensweise nicht zu heftig und nicht zeitweilig aussetzend. Sex ist als Bewegung vorteilhaft, aber mit Unterbrechungen, deshalb muß man zur Unterstützung spazierengehen. Es gibt keine statistischen Beweise dafür, daß sexuell aktive Menschen länger leben, obwohl man es erwarten würde. Dagegen gibt es zahlreiche Anekdoten, die zwar nicht besagen, daß sexuell betonte Menschen lange leben, daß jedoch lange lebende Menschen ungewöhnlich sexuell betont sind. Bei dem derzeitigen Stand der ärztlichen Kunst sieht es so aus, als lägen die Hauptursachen der Koronarschäden bei Männern im Zigarettenrauchen, im hohen Blutdruck und der Aufnahme zu vieler tierischer Fette mit der Nahrung. Wie sich gezeigt hat, liegt der Risikofaktor an erster Stelle bei Zigaretten (es ist möglich, daß starke Raucher einen konstitutionell bedingten hohen Blutdruck haben, aber das kann die Verteilung des Vorkommens nicht wegleugnen), Milchprodukte an zweiter und Fettleibigkeit sowie hoher Blutdruck an dritter Stelle. Heute würde kein gesunder Mensch ständig Butter, Sahne, Speck oder gesättigte Fette essen – die Antwort darauf, warum unsere Vorfahren auf dem Land sie ungestraft aßen, lautet wahrscheinlich, daß sie viel härtere körperliche Arbeit leisteten und gewöhnlich nicht bis ins hohe Alter lebten.

Wenn Sie einen Herzanfall gehabt haben, müssen Sie, sobald Sie wieder vorsichtige Bewegung machen dürfen, mit sanfter Sexbetätigung beginnen. Herzanfälle beeinträchtigen die Potenz nicht, sind aber gewöhnlich, abgesehen von allem anderen, von Depression (siehe diese) gefolgt, zum Teil aus körperlichen

Gründen, und eine Wiederaufnahme von Sex bekämpft das. Es ist kein großes Risiko, wenn eine Frau einem sogar im Bett liegenden Mann dort zu einem Orgasmus verhilft (bei Frauen sind Herzattacken viel seltener, deshalb ist die Konstellation gewöhnlich so geartet), und die ersten Male kann man den Geschlechtsverkehr seitlich oder mit der Frau rittlings auf dem Mann oder durch sanfte, jedoch ziemlich schnelle Masturbation oder Mundarbeit ausführen. Sie können nach dem, was Sie von Ihrem Arzt wissen, beurteilen, ob die ärztliche Beratung übervorsichtig ist oder nicht. Wenn er sagt »keinen Sex«, fragen Sie, warum – Sex ist ein wichtiger Teil der Rehabilitation, und ein gut orientierter Herzspezialist wird nur, wenn er einen Grund hat, dazu raten zu warten.

Entspannter Sex verursacht, sogar wenn er heftig ist, nur selten einen Herzanfall – das tun stark erregte Sexszenen öfter. Beides ist viel weniger riskant als Gartenarbeit oder sogar ein schwerer Alptraum, dem manch ein nächtlicher Herzanfall zuzuschreiben ist.

Invalidität

Invalide – sogar schwer invalide – Menschen können dieses Buch und auch *Joy of Sex* benutzen. Vielleicht wirken sie auf den ersten Blick – da wir offensichtlich vieles beschreiben, was man nicht tun kann, wenn man schwer gelähmt oder sonst benachteiligt ist – auf Leute mit diesen Problemen deprimierend. Da wir aber tatsächlich den gesamten Bereich des Sexverhaltens beschreiben, nicht nur einfachen Geschlechtsverkehr, wird es Ihnen, wenn Sie darüber nachdenken, klarwerden, daß Sie die Bücher so verwenden können, wie ein Mensch mit Verdauungsstörung oder mit Diabetes ein Kochbuch verwendet.

Leichtere Invalidität wird vielleicht nur Ihre Wahl von Stellungen und dergleichen beschränken. Stärkere Invalidität bedeutet, daß Sie vielleicht für sich eine ganz spezielle Art von Sex gestalten müssen. Es ist praktisch niemand zu schwer behindert, um Vergnügen an Sexualität zu finden – wenn Sie können, mit einem Partner, wenn Sie müssen, ohne Partner.

Generationen von Invaliden wurden durch die Verlegenheit anderer Menschen, die Institutionsmodelle und den Wunsch der Gesellschaft, jeglichen Sexualausdruck zu unterbinden, der sich unterdrücken ließ, darum betrogen. Jeder Mensch braucht Zärtlichkeit und Kontakt, aber damit muß es nicht aufhören. Wenn Sie unbeweglich sind oder Schwierigkeiten haben, Ihre Genitalien auf die übliche Weise zu benutzen, können Sie dennoch das Hindernis überwinden, indem Sie nicht-genitale Empfindungen verwenden und herausfinden, welche Hilfsmittel Sie haben. Ihr größtes Problem nach dem, gesunde Menschen dazu zu bringen, Sie als Person zu behandeln, wird darin bestehen, ihnen zu Bewußtsein zu bringen, daß Sie die gleichen Bedürfnisse haben wie sie. Wie man das tun kann, ist ein ständiges Gesprächsthema, wo immer schwer Invalide zusammenkommen (gewöhnlich nicht in Anwesenheit des Krankenhauspersonals, das oft genug behauptet, daß »wir hier diese Probleme nicht haben«).

Allmählich bessern sich aber die Dinge, und es wird beratende Hilfe erteilt, wenn man sie verlangt (begnügen Sie sich nicht mit überzeugten Optimisten oder dem Gerede darüber, sich mit den Tatsachen abzufinden, denn das bedeutet, Sie akzeptieren, daß eine körperliche Behinderung Sie dazu zwingt, unfreiwillig wie ein Mönch oder eine Nonne zu leben und es gern zu tun). Ihr erstes großes Problem ist nicht die Invalidität, sondern die Hemmungen anderer – die meisten Krankenschwestern werden zwei Invaliden nicht helfen, eine Stellung einzunehmen, um sexuell verkehren zu können, und nur wenige Institute bieten Ungestörtheit, wenn sie auch das Bedürfnis anerkennen, nicht einmal für Masturbation. Mit der nötigen Entschlossenheit können Sie das aber überwinden. Wir kennen ein schwer invalides Paar, das ein wirklich zärtliches Sexualleben führt, obwohl sie nur das Badezimmer im Krankenhaus zur Verfügung haben – sie benutzt ihren Mund und er seine große Zehe.

Wenn Ihr Invaliditätsbeginn lange zurückliegt, haben Sie viele Ängste und Besorgnisse zu überwinden; wenn er neueren Datums ist, eine Wunde oder ein Unfall, haben Sie den Schock, die einzelnen Teile zusammenzusuchen. Es ist leichter, wenn ein Partner nicht invalide ist und wenn Sie schon ein Sexleben gehabt haben; Sie müssen es nach dem, was Sie noch haben, entsprechend umprogrammieren. Querschnittgelähmte können oft sexuell verkehren und dabei Vergnügen haben – Männer können gewöhnlich eine Erektion bekommen, auch wenn sie unterhalb der Taille nichts fühlen, und die extragenitale Empfindung wächst bei beiden Geschlechtern mit der Praxis. Wir können hier keine detaillierten Ratschläge erteilen, haben aber wenigstens viele Möglichkeiten erklärt, wie man zu sexuellen Vergnügen gelangt, von denen manche von fast jedem Behinderten ausgeführt werden können. Es kommt vor allem darauf an, dem Druck zu widerstehen, eine geschlechtslose »Unperson« zu werden.

Vor allem befreien Sie sich von der Vorstellung, daß niemand mit einem behinderten Menschen Liebesbeziehungen oder Vergnügen haben kann. Das stimmt einfach nicht. Tausende können es und tun es. Tatsächlich kann das Bedürfnis, Menschen mit verminderter Mobilität und dergleichen spezielle Hilfe zu geben, der Anfang eines allgemeinen Trends in der Medizin sein, allen, die sie brauchen, zweckmäßige sexuelle Hilfe zu geben. Das Anliegen dieser Menschen machte es den Ärzten klar, daß es im Augenblick wenig oder keine richtige Sexberatung auf praktischer Ebene für irgend jemand gibt. In Ihrem Fall könnten wahrscheinlich Paare mit der gleichen Invalidität wie Sie, die sich durchgekämpft haben, Ihnen am meisten helfen, außerdem müßte sich das Verhalten des Instituts- und Pflegepersonals ändern! Das können Sie letzten Endes nur durch Kampf erreichen.

Inwieweit Sexualprothesen Behinderten helfen können, ist eine Sache der Forschung: bessere Chancen bietet die Pflege von Haut-, Brust- und anderen Empfindungen, sowie einfacher Erfindergeist des Paares. Unserer Ansicht nach könnten swingende Paare mit viel Erfahrung hier mehr helfen als Psychiater oder Ärzte, und wir wünschten, es gäbe eine Organisation, durch welche sie diese Art von Hilfe leisten könnten – es muß viele geben, die dazu bereit wären und es gern täten.

Predigen ist unproduktiv, und es ist schwierig, über das von uns Gesagte hinaus bloß durch Bücher auf der emotionalen Seite der

Invalidität zu helfen. Auf der körperlichen Seite und auf rein mechanischer Ebene kann man bedeutend mehr tun. Oft ist die erste Behinderung, die besonders bei Männern überwunden werden muß, jene, die auch viele robuste und nicht versehrte Leute befällt – der Gedanke, daß Sex auf die Genitalien beschränkt und das Sexualisieren jedes anderen Körperteils pervers ist. Wir nehmen an, daß Sie wissen, daß das Unsinn ist, und daß Sie bereit sind, Ihre Haut, Hände, Füße, Mund und was auch immer zu verwenden, ebenso wie Ihr Partner.

Das vorausgesetzt, beginnen Sie mit einer Analyse dessen, was Sie im normalen Sexbereich nicht tun können. Bei geringeren Behinderungen stellt man oft fest, daß das ganze Problem in fanatischem Festhalten an der Missionarstellung besteht. Eine Frau mit Arthritis in der Hüfte, die ihre Beine nicht abbiegen oder öffnen kann, läßt sich oft von hinten nehmen, wobei die Erregung durch eifrige Betätigung mit Klitoris und Brust unterstützt werden kann. Ein Mann mit einem kranken Rücken kann die Frau auf sich reiten lassen. Manche Invaliditäten bei einem oder beiden Partnern können die Verwendung des Penis ganz unmöglich machen – dann arbeiten Sie mit Hand, Mund und Haut (wenn aber der Mann eine Erektion bekommen kann, verlassen Sie sich nicht auf die Annahme, der Geschlechtsverkehr sei unmöglich, bevor Sie alle möglichen Formen des Zusammenseins überdacht und erprobt haben). Eine Gruppe mit besonderen Problemen sind die Querschnittgelähmten, die unterhalb der Taille verminderte oder gar keine Empfindungen und nur wenig willkürliche Bewegungsmöglichkeiten haben. Fast alle querschnittgelähmten Männer können Erektionen und Samenerguß haben, spüren aber nicht, was geschieht; sie können aber sexuell verkehren und dabei Vergnügen haben, insbesondere mit einer Partnerin, die in den oberen Teilen des Körpers Hautempfindungen hervorzurufen vermag. Frauen können, besonders wenn sie vor den Verletzungen sexuelle Erfahrungen hatten, oft durch Brustspiel zum vollen Orgasmus kommen, und Geschlechtsverkehr zwischen den Brüsten kann ihnen ein noch besseres Beteiligungsgefühl vermitteln. Bei schwerer Invalidität kann das Betätigungsfeld noch verminderter sein. Wenn Sie aber in Klitoris, Penis,

Brüsten oder Mund irgendein Gefühl spüren, können Sie sexuell erregt werden, und wenn Sie Ihre Zunge, Finger oder die große Zehe bewegen können, sind Sie imstande, etwas zu tun, um Ihren Partner zu erregen.

Für jedermann, ob Invalide oder nicht, ist die Erregung und der Höhepunkt des Partners zumindest die Hälfte der Belohnung beim Sex. Machen Sie es sich zum Ziel, das Problem zu überlisten, indem Sie sich innerhalb oder noch besser knapp außerhalb Ihrer Fähigkeit für körperliche Bewegung eine Art des Sexualspiels ausdenken und dann sehen, ob Sie und Ihr Partner es schaffen können. Rechnen Sie mit einer ganzen Anzahl von Mißerfolgen. Wenn Sie in Ungestörtheit ein Spiel daraus machen können, tun Sie es (so hart es sein mag, von einem invaliden Berater diesen Tip zu bekommen. Vielleicht hilft es Ihnen, wenn ich Ihnen sage, daß der Autor dieses Abschnitts als Kind den Großteil einer Hand verloren hat. Der übriggebliebene Daumen ist ein wunderbares und verläßliches Sexualwerkzeug). Greifen Sie ohne Scheu zu Hilfsmitteln wie Phantasien, Pornographie und dergleichen, wenn Sie dadurch erregt werden. Mit einem weitverbreiteten Spezialproblem wie multiple Sklerose oder Querschnittlähmung wenden Sie sich an Ihre Organisation oder sprechen Sie mit anderen Paaren, die das gleiche Problem haben. Am besten ist es, wenn Sie versuchen, eine Gruppe zu vereinen, welche das Schweigen über all diese Dinge zu brechen vermag, und machen Sie gemeinsam Ihre Erfahrungen – mit einem Sexberater, wenn Sie einen guten finden können. Das *National Sex Forum* in San Francisco tut das bereits. Manchen Schwerbehinderten gibt die Stellung 69 ein größeres Gefühl der Gegenseitigkeit als der Geschlechtsverkehr, anderen die wirklich schöpferische gegenseitige Maturbation. Andere wieder finden eine Verbindung dieser beiden Methoden mit voller oder teilweiser Peniseinführung als lohnend für beide Partner.

Das setzt natürlich voraus, daß Sie einen Partner haben. Für die einsamen oder in Anstalten untergebrachten Behinderten – von denen manche unfähig sind zu masturbieren, ein besonders grausames Gebrechen, oder mangels Ungestörtheit sogar von moralisierenden Idioten beobachtet werden, ob sie es nicht zu tun versuchen – muß die Hoffnung bei der Gesellschaft liegen. In manchen skandinavischen Anstalten gehört die Verabreichung von Orgasmen zu der verantwortlichen Betreuung des Psychotherapeuten – mit Sicherheit für Männer, soweit wir wissen, und man kann nur wünschen, für alle, trotz der abgedroschenen Vorstellung, daß Frauen es nicht brauchen oder vielleicht unanständig finden. Wird sich die Gesellschaft offenen Widerstand gegen solche Maßnahmen leisten? Nein, wahrscheinlich eher geheimen, mit der Behauptung, die Patienten würden verlegen sein, die Therapeuten würden davonlaufen und all dem üblichen Repertoire von Gründen. Man kann aber Fortschritte erzielen. Als *ein* Patient offen nach Ungestörtheit verlangte, um masturbieren zu können, erhob keiner sofort laut die Stimme dafür, die Behörden erröteten und arrangierten es unauffällig für jeden. Es läßt sich erreichen, während die Gesellschaft das ABC der Sorge für sexuelle Tatsachen lernt. Auch Nichtbehinderte könnten sich dafür einsetzen – es wäre ein stärkeres Zeichen der Fürsorge als das Verteilen von Bibliotheksbüchern. Unserer Ansicht nach braucht niemand verlegen zu sein, ob er gibt oder empfängt.

Masochismus

Im Gegensatz zum Volksglauben ist ein Masochist nicht unbedingt ein Mensch, der sich gern schlagen oder von Leuten mit Stiefeln treten läßt und dergleichen. Krafft-Ebing entlieh sich den Namen von einem Wiener Schriftsteller mit diesen und anderen Phantasien und machte daraus eine Selbstklebe-Etikette für einen weiten Bereich von Verhaltensweisen, von denen die meisten, wenn sie sexuell dramatisiert werden, unwichtig sind. Die Geschlagenen und Getretenen stellen vielleicht ganz oder teilweise einen Bereich dar, zu dem einfache Haut- und Muskelerforschung, das Ausprobieren verschiedener Rollen und wirklicher Masochismus gehören, also der Wunsch, zur Sühne für Sexualität (und sogar bei manchen selbstlosen Masochisten zur Sühne dafür, überhaupt zu existieren) bestraft zu werden.

Der Gesellschaft ist es gelungen, den meisten von uns ein wenig von diesem Gefühl aufzuerlegen. Wenn es sich jedoch mit anderen kindischen Irrlehren über Körpergefühl oder mit einer Psychose verbindet, kann es ernst werden. Echte Masochisten ziehen vielleicht Sexualspiele vor, die symbolisch mit Schmerz, niedriger Selbstachtung, Kummer über Geschlechtsrollen und Bestrafung verbunden sind. Sie sind aber, was viel wichtiger ist, im täglichen Leben defätistisch und unfall-anfällig. Das kann insofern bestürzend konsequent sein, als sie es fertigbringen, in Mißgeschicke verwickelt zu werden, die einfach nicht organisiert sein können, zum Beispiel beraubt oder überfallen zu werden. Unfallträchtigkeit gehört zu ihrer Körpersprache und zieht den Blitz an.

Solche Menschen sind gefährliche Partner, nicht weil in ihrem Sexspiel das gleiche Phantasiemodell auftaucht, sondern wegen ihrer Fähigkeit, für ihr eigenes und anderer Menschen Unglück zu sorgen und weil sie die Partner ohne Kommunikation zu Ausnutzung verleiten. Kümmern Sie sich also nicht darum, ob Ihr Partner rücksichtslose oder willfährige Sexspiele vorzieht – diese erfüllen oft ganz andere, normale Bedürfnisse und fungieren als Blitzableiter für Schuldspuren bei gesunden Menschen. Suchen Sie eher nach dem Menschen, der eine ganzzeitig willfährige Hundeseele ist, befallen von einer unbilligen Masse schurkischer Katastrophen – Unfälle, Autozusammenstöße, Betrügereien, Bankrotte, was Sie nur wollen. Von einem oder einer ganzen Reihe ausbeutender Partner emotional herumgestoßen zu werden, ist als Hinweis wichtiger als der Charakter eindeutig sexueller Phantasie, obwohl diese, wie bei jedermann, zu der Person passen wird.

Sexuelles und körperliches Schuldgefühl auf einer niedrigen Ebene ist, sexuell und gesellschaftlich, eine schwere Schädigung. Es führt zur Unfähigkeit, irgendeine Art von Aggression (siehe diese) auszudrücken, es sei denn gegen sich selbst, und endet häufig mit einem tödlichen Unfall oder wirklichem Selbstmord. Wenn Sie bei sich oder Ihrem Partner die von uns genannten Merkmale erkennen, suchen Sie Hilfe. Das ist ein Fall, wo Psychoanalyse oder eine kürzere Form von Psychotherapie wahrscheinlich das beste Hilfsmittel darstellt.

»Weiblicher Masochismus« (die Vorstellung, daß Frauen von
Natur aus masochistisch sind) ist ein auf der Mißdeutung der
ethologisch sich unterwerfenden Verhaltensweisen beruhender
Unsinn – Durchbohrtwerden, Dramatisieren von Hilflosigkeit
und dergleichen –, durch welche weibliche Tiere, Menschen
eingeschlossen, das Männchen anreizen, seine Feindseligkeit
ablenken und (bei Menschen) Kindheitsängste über die Gefährlichkeit von Frauen überwinden. Daß Sie sich gern von ihm in
der Art einer Mini-Vergewaltigung nehmen lassen, ist kein
Masochismus – nur die Verwendung guten Säugetierrüstzeugs.
Masochismus ist es, wenn Sie sich gern ausnutzen und
gesellschaftlich demütigen lassen. Nach der Beseitigung des
sozialen Drucks sind Frauen nur masochistisch, wenn sie
wirklich unter einer tiefverwurzelten Störung des normalen
Selbstwertgefühls leiden.

Die Bezeichnung Masochismus hat länger gelebt als ihre
Anwendung und sollte ihrem Besitzer zurückgestellt werden.
Derzeit wird sie hauptsächlich benutzt, um Bestürzung und
Verzweiflung über normales Spielverhalten hervorzurufen. Für
wirkliche Störung ziehen wir einfach die Bezeichnung »niedrige
Dominanz« vor.

Wir sprachen über Masochisten, nicht Sadisten, weil normale
Menschen nicht eine Paarbeziehung mit jemandem aufrechter-
halten, der aus genau denselben Gründen, die den Masochisten
zum Verlierer machen, durch Verletzen oder Demütigen eine
Dominanz auszuüben versucht, die er oder sie nicht besitzt.
Wenn eine solche Situation andauert, ist die darin beharrende
Hälfte ein Masochist. Sadisten können Menschen sexuell
schädigen und tun es, nicht so sehr durch Gewalt, obgleich auch
das passieren kann, wie durch Demütigung oder Ablehnung
liebender Menschen, die deren Anomalie nicht erkennen. Aber
die Gewalttätigen oder fast Psychotischen sind eine wirkliche
Gefahr für das Sexspiel mit Fremden, insbesondere für
symbolisch aggressive Sexspiele, die aufhören können, Spiel zu
sein und sich in Ernst umwandeln. Das kann auch bei
Kinderspielen vorkommen, wenn keine Erwachsenen in der
Nähe sind, die sie überwachen. Jede Situation, bei der eine
Person das Dominieren einer anderen als Sexualspiel betreibt,

245

ist nur auf Grundlage völligen Vertrauens ungefährlich oder in Gegenwart gesunder Leute, die dafür sorgen können, daß es Spiel bleibt. Alles andere ist gefährlich.

Prostata

Die Prostata, Vorsteherdrüse, vergrößert sich bei vielen Männern mit zunehmendem Alter. Wenn es dazu kommt, daß sie den Urindurchfluß behindert, kann eine Operation erforderlich sein. Das geschieht gewöhnlich im siebenten oder achten Lebensjahrzehnt. Entscheidend ist, die Sache mit dem Chirurgen eingehend zu diskutieren, bevor Sie Ihre Einwilligung zur Operation geben, und es wie die Pest zu vermeiden, einen Chirurgen zu nehmen, dem nicht klar ist, daß Sechzig- und Siebzigjährige sexuell noch aktiv sind. Manche Arten der Prostatachirurgie können die Potenz beeinträchtigen, und es ist Ihre Sache, darauf zu bestehen, daß Ihre Potenz erhalten bleibt und die Art der Operation dementsprechend geplant wird. Wenn Sie darauf bestehen, werden Sie wahrscheinlich imstande sein, Ihre diesbezüglichen Wünsche durchzusetzen, es sei denn, es gibt einen kategorischen chirurgischen Anhaltspunkt für die riskantere Art der Operation. Ältere Männer wurden früher routinemäßig durch jüngere Chirurgen impotent gemacht, die der Ansicht sind, die Alten können oder sollen in ihrem Alter nicht mehr sexuell verkehren. Sex an sich schadet der Prostata nicht, während das bei ständig frustrierter sexueller Erregung ohne Orgasmus sehr wohl der Fall sein kann.

Prostatakrebs muß in der Regel chirurgisch behandelt werden oder durch Hormone, und die verabreichten Hormone können, ganz abgesehen von den chirurgischen Schäden, die Potenz herabsetzen. Diskutieren Sie die Möglichkeiten mit dem Chirurgen und bestehen Sie darauf, daß die Diskussion gründlich und von beiden Seiten geführt wird.

Schwangerschaft

Das normale menschliche Verhaltensmuster besteht darin, daß man während der ganzen Schwangerschaft Sex treibt, und für viele Männer ist die schwangere Frau, abgesehen von erhöhter Zärtlichkeit und Intimität, nicht weniger, sondern um so mehr anziehend. Man muß vielleicht zu anderen Stellungen übergehen (und sehr tiefe oder heftige vermeiden), wenn die Frau wirklich an Umfang zunimmt. Bei manchen Frauen läßt das Verlangen während der Schwangerschaft merkbar nach – bei den meisten schwankt es eher aus hormonellen und psychischen Gründen. Wenn sie unter morgendlichen Übelkeiten leidet, braucht sie als erstes nach dem Erwachen sanfte Behandlung.

Wenn man zu Fehlgeburten neigt, ist es vielleicht klug, nicht nur Orgasmen zu vermeiden, sondern etwa um die zwölfte Woche und in den letzten zwei Monaten nicht zu verkehren. Lassen Sie sich, wenn das Ihr Problem ist, ärztlich beraten, aber mißtrauen Sie Verboten, die von vornherein und absolut ausgesprochen werden, oder diskutieren Sie zumindest darüber. Sie brauchen zu dieser Zeit Sex, um Vertrautheit zu fühlen.

Schwangerschaft kann ganz merkwürdige psychische Wirkungen auf den Mann haben, von dem unreifen Burschen, der sich ausgeschlossen fühlt und sich herumtreibt, wenn seine Frau in den Wehen liegt bis zu dem Mann, der an dem Vorgang teilnimmt, indem er Zahnschmerzen oder Magenkrämpfe bekommt – oder sogar eine »falsche Schwangerschaft« durch Luftschlucken. Wundern Sie sich nicht, wenn Sie solche Gefühle haben – es ist ein verbreitetes menschliches Verhalten, das in manchen Kulturen ritualisiert ist, wo sich der Vater ebenso wie die Mutter für die Geburt ins Bett legt (die *couvade*). Dadurch soll der Vater teilnehmen und sich nicht schuldig fühlen, daß sie die Wehen hat, während er den Spaß hatte.

Die allerbeste Schwangerschaftsstellung für den Geschlechtsverkehr ist auf der Seite liegend von hinten, doch vielleicht brauchen Sie beide auch geschickte Handarbeit. In anderen Stellungen muß der Mann die Tiefe des Eindringens beschränken; sie kann ihm helfen, indem sie ihre Hand um die Peniswurzel legt. Benützen Sie die Gelegenheit, um Methoden mit seichtem Eindringen zu verfeinern – sie lohnen sich um ihrer selbst willen. Nach der Entbindung können Sie gewöhnlich wieder beginnen, sobald die Heilung beendet ist und der Ausfluß aufgehört hat.

Übergewicht

Übergewicht kann vererbt sein (es gibt fettleibige Familien), es kann die Folge einer Störung des Körperbildes sein, die zu übertriebenem Essen führt, oder es kann einfach die Folge von Gefräßigkeit sein. In unserer Kultur ist stark übertriebenes Essen eine Regel. Jeder, der von vollen Restaurantportionen lebt, muß übergewichtig sein.

Fettleibigkeit, die durch zuviel Nahrung verursacht ist, verkürzt bei beiden Geschlechtern das Leben und kann beim Mann zu starker Beeinträchtigung der Potenz führen. Die einzige Möglichkeit, Gewicht zu verlieren, ist die, weniger zu essen. Kniffe wirken nicht. Entweder Sie tun es freiwillig, mit einiger Unterstützung einer Gemeinschaft wie die »Weight Watchers«, oder Sie bekommen eine Diät (von einem Arzt, nicht von einem obskuren Taschenbuch) und halten sich daran, oder Sie nehmen appetitzügelnde Medikamente. Handelsübliche Abmagerungsmittel funktionieren meist, indem sie Ihnen Wasser entziehen. Es gibt keine Möglichkeit, trotz aller Werbung, an bestimmten Stellen Gewicht zu verlieren. In sehr schweren Fällen kann man eine Operation durchführen, bei der ein Darmstück ausgeschaltet wird, das ist aber eine Maßnahme für Notfälle. Wenn sich gesunde Frauen das Fett von einem kosmetischen Chirurgen wegkratzen lassen, so ist das ein Beispiel unnötiger Chirurgie auf der Suche nach einem Trottel, den man ausbeutet. Es kann einen für das ganze Leben entstellen und tut es oft. Verfallen Sie nicht in den entgegengesetzten Fehler, wenn Sie eine Frau sind, und lassen sich durch die Mode dazu verleiten, die Belsen-Linie zu suchen – sie ist so wenig sexy wie ein Mehrfach-Kinn. Normalerweise haben Frauen Fett unter der Haut und die Gestalt eines Violoncellos – versuchen Sie den Allmächtigen nicht. Die meisten Kulturen schätzen normale Kurven, und die unsere wird es tun, wenn Sie den anpreisenden Worten widerstehen.

Dicke Menschen müssen ihre Sexualtechnik oft selbst entwickeln: für den Mann ist der Verkehr mit einer mäßig übergewichtigen Frau angenehmer als mit einer untergewichtigen. Wenn die Annäherung schwierig ist, kann sie sich mit dem Gesicht nach oben über den Bettrand legen, und er kann stehen oder knien. Es lohnt sich oft, die Annäherung von hinten zu entwickeln und dabei ihre Hinterbacken voll auszunutzen. Wenn er einen Bauch hat, wird sie in rechtem Winkel zu ihm bleiben müssen, wobei beide auf der Seite liegen und sie ihm den Rücken zukehrt oder die Beine spreizt, oder er liegt am Bettrand, und sie steht mit gespreizten Beinen über ihm – er wird nicht imstande sein, auf ihr zu liegen, und zumeist wegen Atemlosigkeit Stellungen lieber vermeiden, in denen der Mann aktiv ist. Treiben Sie das wie bei Invalidität (siehe diese) als Spiel und versuchen Sie die Ihnen am besten zusagenden Stellungen zu finden. Gleichzeitig tun Sie etwas gegen das Übergewicht, im Interesse des Sex und auch Ihrer allgemeinen Gesundheit. Es ist lächerlich und gefährlich, ständig einen Fünfzig-Pfund-Gurt mit sich herumzutragen.

Vaginismus

Er ist das äußere und sichtbare Zeichen innerer und geistiger Gehemmtheit – ein Zustand, bei dem die Muskeln einer Frau in so heftige Krampfzustände verfallen, daß man überhaupt nicht in sie eindringen kann. Sie ist oft verheiratet und will, daß ihr Mann eindringt, aber die Reaktion ist, wie Kitzligkeit, willkürlich nicht kontrollierbar. Dieser Zustand erklärt die ganz verbreiteten Fälle, bei denen ein verliebtes Paar trotz voller Potenz des Mannes schließlich alle Versuche, normal zu verkehren, aufgab und entweder den Sex einstellte oder sich mit halben Maßnahmen zufriedengab.

Begnügen Sie sich nicht damit und lassen Sie es auch nicht zur Gewohnheit werden, sondern rufen Sie bald um Hilfe. Der erste Schritt besteht darin, sie mit ihrem übrigen Körper sinnlich und entspannt zu machen. Dabei können viele Arten von fast medizinischer Körperbewußtheit helfen. Das zweite ist, den Krampf in den Griff zu bekommen. Das kann durch einen Verhaltenstherapeuten geschehen, oder sie kann es selbst tun, indem sie eine Garnitur Glasdehner kauft, sie mit Vaseline bestreicht und lernt, wie man sie einführt, wobei sie mit einem von Kleinfingergröße anfängt. Sie sollte das in einem warmen Zimmer, auf dem Bettrand liegend, allein tun (es ist besser, wenn er ihr nicht hilft) und es damit verbinden lernen, sich selbst manuell Wollustgefühle zu bereiten (siehe unter »Masturbation und Lernen«). Wenn sie zu einem Dehner gelangt ist, der etwas dicker ist als ein Penis, läßt sie ihn versuchen, ihn einzuführen, wobei sie zuerst die Augen offen, dann geschlossen oder verdeckt hat, dann ein anderes Objekt, zum Beispiel einen Vibrator, und dann seinen Penis. Ein Paar kann das ganz allein tun, oder vielleicht meinen sie (insbesondere, wenn sie sehr nervös ist, oder es schon lange dauert), daß sie lieber von Anfang an fachmännische Hilfe haben wollen. Verhaltenstherapie (siehe diese) funktioniert beinahe immer, wenn die Do-it-yourself-Immunisierung nicht wirkt.

Frauen mit Vaginismus sind nicht alle grundsätzlich abgeneigt, Sex zu haben, sogar auf kindlicher Ebene. Bei manchen ist es ein klarer Fall, wenn in der Kindheit dem Mädchen Dinge in den Anus gesteckt wurden, um Verstopfung zu kurieren – Seifenzäpfchen und dergleichen. Zum Glück tun das die Leute nicht mehr, da es offenbar die Funktionen Erwachsener sehr schlimm stören kann.

Register

Aberglaube 50, 58, 100, 108 f.,
135, 192, 211, 244
Ablehnung 172 ff.
Adler, Alfred 213
Ärzte 199 ff., 214, 216, 218,
236, 240
– Chirurgen 199 f., 234, 246
– Gynäkologen 199 f.
– Psychiater 199 f., 240
Aggression 19, 22, 24 ff., 52,
54, 58, 88 ff., 94, 136, 207,
213, 244 f.
Alkohol 231 f.
Alter 232 ff.
Angst 9 f., 12, 50, 64, 101, 110,
113, 118, 121, 129, 135, 138,
145 f., 167, 173, 185, 192 f.,
195, 213, 215, 216, 236, 239
Assoziationen 20, 54 f.
Augenverbinden 46, 69, 222

Bäder, heiße 33 f., 162, 178,
222
Batakas 22
Berührung 14, 17 f., 28, 32
Biofeedback 200 f., 228
Bisexualität 37, 185, 193
Bodybuilding 58
Brust 20 f., 43 f., 59, 222,
240 ff.

Depressionen 100, 235 ff.
Dominanz 11 f., 20, 35, 40, 58,

89 ff., 110, 112, 118, 121,
183, 211, 213, 228, 245
Dreiergruppen 147 ff., 161 ff.

Egoismus 101 ff.
Ehe 9, 13, 100, 150 ff., 173 f.,
185, 192, 195
– Ehebruch 154, 157, 192
– Monogamie 13, 151
– Polygamie 150, 192
Eifersucht 154, 169 ff., 179,
182
Eindringen 103 ff.
Ejakulation 199, 207, 241
Emanzipation 17, 100, 192 f.
Entbindung 247 f.
Entspannung 33, 38 f., 41, 229,
238
Erektion 44, 47, 98 f., 100, 105,
110 f., 200, 232 f., 241
Erotik 17, 64
Ersatzpartner 207 f., 218 ff.
Erschöpfung 106 ff.
Erziehung 116, 120
Exhibitionismus 91

Familie 116, 151, 185, 195
Fesselung 55 f., 92, 222
Filme 23 f.
Fortpflanzung 96, 118, 133,
195
Fotos 22 ff., 227
Freud, Sigmund 83 ff., 101,

251

139, 150, 210 ff., 213
Frigidität 33, 48, 215, 229, 236

Gemeinsamkeit 84 ff., 160 ff.,
193
Genitalien 58, 61, 68, 109 ff.,
129 f., 136, 199
Geruch 17, 19, 32, 126, 130
Geschlechtskrankheiten 169
Geschmack 32
Gesellschaft 9, 13, 15, 46,
100 ff., 112 ff., 127, 130 ff.,
135, 143, 151 ff., 172 f., 183 f.,
187, 189, 207, 227 f., 243 f.
Gewalt 53, 245
Gruppensex 35, 41 ff., 47, 82,
91, 161 ff., 175 ff., 185 ff.,
193 ff., 216, 219 f., 223, 242

Haut 17 f., 20, 28 ff., 46, 52, 84,
200, 240 ff.
Hemmungen 14, 52, 121, 129,
146, 215, 218, 228, 229, 249
Herz 63 f.
– Herzanfälle 237 f.
Heterosexualität 12, 112 ff.,
207
Hilfsmittel 199 f.
Hormone 36, 116, 134, 199,
233, 246

Identität, sexuelle 13, 36, 221
Impotenz 98, 100, 199 f., 212,
219, 229, 236, 246
Intuition 103, 130, 213
Invalidität 238 ff., 249

Joga 36, 200

252

Kastrationsangst 211 f.
Kinder 17 ff., 35, 52 f., 64, 131,
133, 157 f., 245
– Babys 17 ff., 37, 64, 131,
133, 172
– Kindheitserfahrungen 35,
52 f., 59, 64, 101, 210 ff., 245
Kinsey, Alfred 202
Kliniken 216 ff.
Klitoris 44, 51, 58, 137 ff., 222,
241
Körperbild 35 ff.
Körpersprache 37 ff., 68
Kommunikation 14, 17, 32, 40,
53, 78, 213 f.
Krämpfe 52, 249 f.
Kultur 13, 28, 38, 54, 62, 88,
112, 130, 157, 160, 182,
192 f., 195, 248 f.
Kuß 32

Leistung 121 f.
Lernen 48 ff.
Libido 233, 236
Liebe 9, 12 f., 22, 24 f., 50, 94,
96, 151 f., 169 f., 174, 195 ff.
– gleichgeschlechtliche 40, 46,
58, 91, 112 ff., 118 ff., 179,
227
Literatur 202 ff., 211, 219 ff.

Manipulation 36
Marcuse, Herbert 102
Maslow, A. 90, 94
Masochismus 43, 127, 227,
243 ff.
Massage 14, 32, 35, 41 ff.,
46 ff., 57 f., 160, 222
Masters, William und Johnson,
Virginia 202, 216

Masturbation 11, 20, 44, 48 ff.,
222, 238 f., 242
Medikamente 233 ff.
Meditation 208 f.
Menopause 233 ff.
Menstruation 134, 136
Moral 10 f., 118, 188, 242 f.
Musik 64
Muskulatur 32 f., 36, 51 ff., 58,
84, 98, 200, 243

Nacktheit 17 f., 20, 28, 33, 51,
162
Neinsagen 124 f., 143 f.
Neurosen 98, 169
Nymphomanie 98

Oel 41 f.
Orgasmus 13, 19 ff., 36 f., 47 f.,
51 ff., 57, 96, 98, 233, 246 f.
– gleichzeitiger 108 f.
– vaginaler 137 ff.
Orgien 161, 187, 189

Paare 10, 19
Partnerschaft 10 f.
Partnertausch 168 f., 187 ff.,
193 f.
Penis 20, 43, 62, 98 f., 105 ff.,
109 ff., 211 f., 229, 233 f., 241
Phantasie 22, 82, 174, 179,
192, 202, 235, 244
Pille 17, 96, 196
Pornographie 85, 242
Potenz 108 ff., 237, 246, 249
Primatenverhalten 52, 69, 110,
193, 211, 213
Prostata 246
Prothesen 240

Psychotherapie 214 ff., 235,
236, 244
Psychoanalyse 22, 210 ff., 244
Psychologie 78, 91, 127, 130,
182 f., 192 ff., 199, 233

Rassen 61 ff., 179
Reizmittel 22, 24, 32, 36, 59,
69, 105, 130
Religion 113, 155, 186, 195,
208 f.
Ringen 55 f., 59 f., 92, 223
Rollen 13, 44, 88 ff., 93, 100 f.,
130 ff., 159, 216, 223, 244

Sadismus 57, 93, 245
Sandstone 125, 174 ff., 186
Saugen 17, 20
Schuldgefühle 17, 124, 244
Schwangerschaft 20 f., 133 ff.,
186, 195, 247 f.
Sex – analer 91, 120, 141, 221
– oraler 23, 47, 91, 120,
125 ff., 222, 238 f.
Sicherheit 155
Signale, nonverbale 89, 110,
121
Sinnlichkeit 9, 17 ff., 28, 32, 35,
44, 52, 125
Sitten 9, 173, 182, 195
Spiegel 85
Spontaneität 14, 45, 48, 105,
229, 233
Stellungen 64 ff., 68, 222 f.
Stimulation 21, 32, 46, 78, 233
Swingen 23, 85, 96, 187 ff.,
192 f.
Symbole 53, 55, 57, 92, 245

Tabus 52, 187, 221
Tanz 63, 69, 181
Technik 78 ff., 84 ff.
Tiere 52, 54, 68, 89, 110, 125 f.,
150, 245
Tonbänder 24, 227
Treue 9, 154 f., 173

Übergewicht 248 f.
Übungen 220 f.

Unsauberkeit 136 f.

Vagina 137 ff., 233 f.
Vaginismus 249 f.
Verhaltenstherapie 227 f., 230,
250
Verkrampftheit 37 f., 40

Zuschauen 84 ff., 160, 179, 183